Timo Storck

Krisen auf der Couch

Aufgaben der Psychoanalyse in apokalyptischen Zeiten

Klett-Cotta

Prof. Dr. Timo Storck
t.storck@phb.de

Klett-Cotta
www.klett-cotta.de
J. G. Cotta'sche Buchhandlung Nachfolger GmbH
Rotebühlstraße 77, 70178 Stuttgart
Fragen zur Produktsicherheit: produktsicherheit@klett-cotta.de

Cover: Bettina Herrmann, Stuttgart, unter Verwendung einer Abbildung von dango / Adobe Stock
Gesetzt von Dörlemann Satz, Lemförde
Gedruckt und gebunden von CPI – Clausen & Bosse, Leck
Lektorat: Maren Klingelhöfer
Projektmanagement: Ulrike Albrecht
ISBN 978-3-608-98877-2
E-Book ISBN 978-3-608-12429-3
PDF-E-Book ISBN 978-3-608-20709-5

Bibliografische Information der Deutschen Nationalbibliothek
Die Deutsche Nationalbibliothek verzeichnet diese Publikation in der Deutschen Nationalbibliografie; detaillierte bibliografische Daten sind im Internet über http://dnb.d-nb.de abrufbar.

Inhalt

KAPITEL 1

Einleitung: Kriegt die Psychoanalyse die Krise?

Der Eindruck einer gegenwärtigen Krisenzeit, den man leicht gewinnen kann, wenn man Entwicklungen in (Welt-)Politik, Klimawandel und anderen Bereichen in den Blick nimmt, entsteht nicht ohne Grund: Es herrscht ein Gewahrsein ganz unterschiedlicher Problembereiche, die eine verunsichernde Aussicht auf die Zukunft in sich tragen. Dabei sollte nicht übergangen werden, dass, frei nach Adorno (Interview mit dem SPIEGEL vom 4.5.1969, zit. n. Kirchhoff, 2023, S. 41), auch »gestern« die Welt schon nicht in Ordnung schien. Und auch wenn wohl zu sagen ist, dass vor allem im Globalen Norden ein Gewahrsein dessen, in einer Krisenzeit zu leben, stärker aufgekommen ist als zuvor, während es doch zu anderen Zeiten und in anderen Teilen der Welt nicht erst seit kurzem krisenhaft, verunsichernd und lebensbedrohlich gewesen ist, so sind doch ein bestimmtes »Krisennarrativ« und dessen ganz reale Grundlagen ins Zentrum des allgemeinen Bewusstseins gerückt.

1.1 Problematische Zustände

Es fällt nicht leicht, Kriege auf der Welt, radikalisierte politische oder religiös-fundamentalistische Systeme, den Klimawandel samt dem Verlust an Biodiversität, erzwungene Migrationsbewegungen (aufgrund von Krieg, Armut oder den Folgen des Klimawandels) sowie verschiedene Phänomene dessen, was »gruppenbezogene Menschenfeindlichkeit« genannt worden ist (und damit Rassismus, Misogynie, Homo- oder Transphobie, Antisemitismus oder Antiislamismus, Xenophobie u.a. vereint; vgl. die von Heitmayer herausgegebene Buchreihe »Deutsche Zustände«, in deren Umfeld das Konzept erstmals auftaucht), in ein gemeinsames Erklärungsmodell zu bringen bzw. deren Gründe und Folgen auf dieselben Aspekte zu zentrieren. Versucht man es dennoch, so entsteht auf einer sehr allgemeinen Ebene doch der Eindruck einer den Phänomenen und Dynamiken zugrundeliegenden massiven Verunsicherung und einer Art des Umgangs damit, der immer wieder in Richtung von Ausgrenzung und Spaltung zu entgleiten droht, die in konkreter Entwürdigung, Gewalt oder Vernichtung resultieren.

1.1.1 (Mit) Verunsicherung umgehen

Manche der genannten Phänomene scheinen dabei eher als »primär« gekennzeichnet zu sein als andere. Dazu gehören der Klimawandel (und mit ihm die Folgen für menschliche und nichtmenschliche Lebensräume auf dem Planeten, einschließlich Migrationsbewegungen oder drohender Pandemien) oder verschiedene Dynamiken, die sich aus Prozessen der Globalisierung ergeben, das heißt der ungleichen Verteilung von Gütern und finanziellen Erträgen oder der »Inbesitznahme« von Regionen des Planeten mit dem Ziel wirtschaftlichen Gewinns. Andere der genannten Phänomene könnten eher als »sekundär«, also als deren Folgen, charakterisiert werden, wie politische und religiöse Radikalisierung (samt erzwungener Migration), das Führen von Kriegen oder die gruppenbezogene Menschenfeindlichkeit. Damit soll zwar nicht behauptet sein, die hier als »primär« gekennzeichneten Phänomene und Prozesse (Klimawandel und Globalisierung) wären nicht selbst auch die Folgen anderer Prozesse und würden nicht durch manche Elemente der hier als »sekundär« bezeichneten Prozesse intensiviert. Vielmehr geht es mir darum, dass Klimawandel und Folgen der Globalisierung einen starken und zunehmenden Einfluss auf gesellschaftliche Spannungslagen haben; ihnen wiederum zugrundeliegend kann etwas gesehen werden, das Weintrobe (2021) als »Exzeptionalismus« bezeichnet und ich unter das Schlagwort der (menschlichen) »Inbesitznahme« des Planeten gesetzt habe.

Ein zunächst einmal davon unterschiedenes Feld, das gleichwohl in seinen Folgen in die anderen Krisenbereiche hineinwirkt und manche der Dynamiken intensiviert, ist die Bedeutung Künstlicher Intelligenz. Dies stellt zwar nicht für sich genommen einen krisenhaften Zustand oder Prozess dar, bringt aber durchaus Verunsicherungen mit sich – hierin bemisst sich das Ausmaß und nicht zuletzt auch das Tempo gegenwärtiger Wandlungsprozesse. Vieles am Leben, wie wir es gewohnt waren, verändert sich dadurch – bis hin zu ganz konkreten Folgen im Hinblick auf Arbeiten und damit Arbeitsplätze, die nicht länger von Menschen ausgeübt werden müssen bzw. eingenommen werden können. Eine psychoanalytische Betrachtung der Dynamik Künstlicher Intelligenz im Hinblick auf psychische und soziale Prozesse wird im vorliegenden Rahmen allerdings nur am Rande stehen – entscheidend ist für diesen Zusammenhang hier der Beitrag dieser Entwicklung für das Gewahrsein von Wandlungsprozessen und ungewissen Zukunftsentwürfen.

Die Beschreibung einer Vorrangigkeit von Klimawandel- und Globalisierungsfolgen vor anderen Krisenzuständen oder -prozessen soll nicht bedeuten, dass es zwischen der einen und der anderen Gruppe von Krisen keine Wechselwirkungen gäbe oder die eine oder andere ernster oder schwerer zu bewältigen wäre. In Kap. 4 werde ich einen Versuch unternehmen, die verschiedenen Krisenzustände, ihre Ursachen und Folgen, in systemischer Betrachtung in ein Modell zu bringen, das zeigt, wie die Elemente aufeinander wirken.

Es geht an dieser Stelle darum, eine Dynamik aufzuzeigen, in der bestimmte Entwicklungen (die natürlich auch in sich als »menschengemacht« verstanden werden sollten) andere Prozesse intensivieren, radikalisieren und ihnen eine bestimmte Form geben. Das Bindeglied zwischen den in dieser Hinsicht primär und sekundär genannten Phänomenen ist, so die These der vorliegenden Untersuchung, die Verunsicherung. Prozesse, denen der Mensch unterworfen ist und die er zugleich selbst verantwortet oder lenkt, führen zu Verunsicherung angesichts von Prozessen der Veränderung und diese führt zu bestimmten Prozessen, die (direkt oder indirekt) dem Ziel dienen, Verunsicherung und Ängste zu mindern – meist auf Kosten anderer Gruppen.

Verunsicherung und Angst angesichts von Veränderungsprozessen (die immer auch einen Verlust des Vertrauten und Bisherigen bedeuten und somit Trauerarbeit erforderlich machen) haben mit einer ungewissen Zukunft zu tun und führen in Versuche einer Bewältigung.

Diese kann gut oder weniger gut gelingen, sie kann auf Kosten anderer gehen oder nicht, sie kann fragil bleiben, sie kann den Erlebnisspielraum einschränken oder nicht, kurz gesagt: Sie kann in einer Angstvermeidung oder in einer Angstbewältigung bestehen. Sie kann (ganz oder zumindest zu einem großen Teil) kontraphobisch motiviert sein, also vom Drängen, eine Angst nicht länger erleben zu müssen, was in eine bestimmte Form der Kanalisierung von Ängsten führen kann, die mit dem Schaffen und Bekämpfen eines Feindbildes zu tun hat. Sie kann aber auch in einer Art von anerkennendem, spannungstolerantem Umgang bestehen, der sowohl in seiner Auseinandersetzung als auch in seinen Folgen insofern »freiheitlich« ist, als er Offenheit ermöglicht. Dies Form steht mit Hoffnung und Vertrauen im Zusammenhang und ist zugleich etwas, das von der Idee einer Dialogizität getragen wird, und auch etwas, das den Weg in eine Dialogizität mit einem Anderen (also vom Selbst unterschiedenen) ebnet – wie ich am Beispiel des psychoanalytischen Gesprächs und dessen Transfer zu zeigen versuchen werde.

1.1.2 Verunsicherung: Wege des Verstehens und der Veränderung

Was braucht es, um mit Verunsicherung bewältigend umzugehen? Dabei soll »Bewältigung« nicht im Sinne eines erfolgreichen Kampfes gegen etwas verstanden werden, nicht als aktive Überwältigung von etwas, das uns andernfalls passiv überwältigt. Vielmehr soll »Bewältigung« heißen: einen Umgang finden, der mit Anerkennung und potenzieller Gestaltung zu tun hat. Dieser Umgang ist sowohl als psychischer als auch als sozialer nicht auf Aktivität oder Agency reduziert. In einer Untersuchung des Wartens (Baraitser, 2017; Storck, 2024a, b) kann gezeigt werden, dass sowohl Aktivität als auch Passivität eine kontraphobische wie eine freiheitliche Bedeutung haben können (Kap. 2.5).

Der Umgang mit Verunsicherung besteht auf einer ersten Ebene in einem Verstehen. Dabei ist weniger entscheidend, dass das, was verunsichernd ist, in sich bereits bedeutungshaft und damit verstehbar ist (wie im Resilienz-Diskurs zentral). Die Herausforderung besteht ja gerade darin, eine Verunsicherung anzuerkennen, die entsteht, weil –

neben den Bewältigungsmöglichkeiten – etwas die Grenzen des Verstehens und Verstehbaren berührt (vgl. Angehrn, 2010). Das Verstehen ist also nicht die Grundlage der Bewältigung – und auch nicht der Bewältigbarkeit. Sondern damit ist eine erste Aufgabe, eine Zielrichtung bestimmt, mit Verunsicherungen einen Umgang zu finden. Ein Verstehen kann der Weg sein, von etwas nicht überflutet zu werden. Es ist dann allerdings ein von Einfühlung in die eigene Affektlage getragenes Verstehen und keines, das zulasten einer solchen Anerkennung die Rationalität und Steuerung absolut setzt (vgl. zu differenzierten Modellen eines Verstehens, das um seine Grenzen weiß z.B. Angehrn, 2010; Küchenhoff, 2013; Warsitz, 1990).

Auf einer zweiten Ebene besteht der Umgang mit Verunsicherung im Hinblick auf konkrete Prozesse der Veränderung und aktiven Gestaltung. Auch hier ist zu betonen, dass es mitnichten um einen Aktionismus geht, der die aktiv-beherrschende Bewältigung absolut setzt. Ebenso ist die Bewältigbarkeit auch auf dieser Ebene nicht die Voraussetzung der Resilienz, sondern diese besteht in einer solchen. »Verändern« soll hier meinen: vom einfühlenden Verstehen der eigenen (nicht zuletzt emotionalen) Lage ausgehend einen Gestaltungsspielraum zu erhalten oder zu gewinnen, in der etwas vieldeutig und offen dahingehend sein kann, wie jemand sich dazu stellt (in Aktivität wie Passivität). Diese Art des Veränderns (des Verändern-Könnens) kann der Weg sein, angesichts von etwas nicht zu resignieren (was ja eine deutlich andere Umgangsweise ist als eine passive). Veränderung-Können wird sich im Verlauf der vorliegenden Untersuchung dabei psychoanalytisch als mit einer »Vorträglichkeit« (avant-coup) in Verbindung stehend kennzeichnen lassen.

Diese beiden Ebenen, Verstehen und Verändern, samt ihren Möglichkeiten und Folgen dahingehend, von verunsichernden Zuständen und Prozessen und deren Wegen in die Zukunft nicht überwältigt zu werden (bzw. überwältigt zu bleiben) und nicht zu resignieren, kennzeichnen einen »freiheitlichen«, potenziellen dialogisch-differenten statt kontraphobischen Weg des Umgangs mit Verunsicherung. Sie können einen Schutz vor »Entgleisungen« liefern, das heißt vor eskalativen Wechselwirkungen der unterschiedlichen Krisenzustände und -prozesse aufeinander, insbesondere im Hinblick auf verschiedene

Formen politischer, kollektiver oder individueller Gewalt und Ausgrenzung.

1.1.3 Die Psychoanalyse als Zugangsweise: Gesundheitsbegriff und emanzipatorischer Zugang

Der Zugang dazu, der im vorliegenden Buch gewählt wird, ist ein psychoanalytischer. Die Psychoanalyse kriegt die Krise. Das ist zunächst einmal ein Statement, das ausdrücken soll, dass die Psychoanalyse etwas dazu zu sagen hat, wie der so skizzierte Umgang mit Verunsicherung aussehen kann. Unter Rückgriff auf einen psychoanalytischen Zugang im Hinblick auf Verstehen und Verändern kann die Krise in den Blick genommen und ein Umgang gefunden werden ... Oder?

Hat die Psychoanalyse in der Angelegenheit etwas zu sagen? Immerhin war der von ihr behauptete Geltungsbereich von Beginn an weiter als »nur« das Behandlungszimmer und die sich darin zeigenden Aufgaben und Veränderungsmöglichkeiten (etwa in Freuds Blick auf Kulturentwicklung oder Kunst; vgl. z. B. Freud, 1930a).

Zudem war auch ein kritischer Gesellschaftsbezug bei vielen Psychoanalytikerinnen und Psychoanalytikern bereits früh ein wichtiger Bestandteil (etwa bei Bernfeld, Fenichel, Reich; vgl. z. B. Brunner et al., 2012).

Ein solcher erweiterter Geltungsbereich oder (möglicher wie erforderlicher) kritischer Gesellschaftsbezug begründet sich nun allerdings nicht aus sich selbst heraus. Er ist nicht dadurch methodisch und in seinen Ergebnissen legitimiert, dass es ihn gibt. Für den Gesellschaftsbezug der Psychoanalyse und seine Begründung lassen sich zwei Aspekte benennen:

Erstens sind gesellschaftliche Prozesse relevant für individuelles Erleben, für das Entstehen von psychischen (oder psychosomatischen) Erkrankungen und für das Entwickeln, Beibehalten und Wiedererlangen psychischer Gesundheit. Zweitens, aber darauf werde ich erst später zurückkommen (s. a. Kap. 5), gibt sich die Psychoanalyse (zu Recht) den Auftrag einer auch gesellschaftlichen Veränderung.

Ich beginne mit dem ersten Punkt, der Relevanz gesellschaftlicher Prozesse und Zuschreibungen für Gesundheit und Krankheit.

Als kleiner Einschub sollte hier angemerkt werden, dass gerade unter einem gesellschaftlichen Aspekt die Begriffe Krankheit und Gesundheit sorgsam zu prüfen sind. Erkennt man an, dass individuelles psychisches Erleben (in Glück wie Unglück, Freiheit wie Unfreiheit) nicht von mikro- wie makrosozialen Prozessen losgelöst betrachtet werden kann, dann kann zum einen »die Gesellschaft« krank machen, Gesundung erschweren oder befördern etc. Gesellschaftliche Bedingungen können nicht nur »Stress« ausüben, sie fordern vom Individuum auch Abwehr- und Anpassungsleistungen, die nicht nur eine Sozialisierung bedeuten, sondern auch als einengend erlebt werden können.

Zum anderen ist es aber auch eine Frage des gesellschaftlichen Kontextes, was als krank und was als gesund gilt (z. B. im Hinblick auf Teilhabe oder psychosoziales »Funktionsniveau«). Das ist soweit trivial, aber es setzt sich fort in die Frage, was in individuelles Leid führt oder zumindest dazu beiträgt. Wie stellt sich jemand in gesellschaftlich vorgegebenen Positionen dazu, was – in psychischer und psychosozialer Sicht – »peinlich« oder »verboten« ist? Wie geht das Individuum damit um, dass eine Balance zwischen »egoistischer« und »sozialer« Orientierung des individuellen Erlebens und Entscheidens erforderlich ist?

Dies lässt sich besonders gut am Beispiel des Begriffs der Anpassung demonstrieren, der in der Geschichte der Psychoanalyse unterschiedlich diskutiert worden ist. Am prominentesten taucht er bei Hartmann (1939) auf, wenn dieser den Mechanismen der Abwehr die Mechanismen der Anpassung zur Seite stellt. Auch wenn es Hartmann hier eher um einen erweiterten Blick darauf geht, wie das Individuum sich zur sozialen Umwelt stellt (nämlich nicht nur im Sinne einer psychischen Abwehr, sondern auch im Sinne einer durch das Ich vermittelten Weise einer sozialen Orientierung, die nicht nur in der Verdrängung besteht), so ist ihm doch vorgeworfen worden, dass gerade zu Zeiten des Nationalsozialismus (und in Zeiten von dessen Aufarbeitung) der Begriff der »Anpassung« nicht zu einer kritischen Reflexion des Verhältnisses von Individuum und Gesellschaft genutzt wurde (vgl. z. B. Lampl-de Groot, 1964). Dies wiederum findet sich am prominentesten bei Erich Fromm (aber natürlich auch beispielsweise in Reichs »Massenpsychologie des Faschismus« von 1933), der einen Begriff der Anpassung gebraucht, der mehr vom Sozialen als vom Individualpsychischen her gedacht wird (vgl. Fromm, 1954).

Damit ist gesagt: Anpassung kann gesundheitsförderlich sein oder krankmachend. Sie kann darin bestehen, auf die Forderungen im Sinn gesellschaftlicher Stimmungslagen oder Normen mittels einer Unterwerfung einzugehen. Sie kann aber auch darin bestehen, Individuelles in einen größeren Rahmen gleichsam einzufädeln. Ebenso kann »Widerstand« (hier vorerst nicht im psychoanalytischen Sinn verstanden, sondern als eine Art des Sichwidersetzens gegenüber einem Anpassungsdruck im Denken und/oder Handeln) einerseits den Charakter eines schlechten, kontraphobischen und auf Bewahrung des Bekannten und Eigenen beruhenden Egoismus haben (auch im Sinne einer Verweigerung), andererseits aber durch einen freiheitlich-gestaltenden Impuls gekennzeichnet sein. Anders gesprochen: Anpassung wie Widerstand können etwas Schließendes oder etwas Öffnendes haben und damit sowohl im Zusammenhang mit Gesundheit als auch mit Krankheit stehen.

Ich komme zurück zur Frage nach dem gesellschaftlichen Einfluss auf Krankheit und Gesundheit bzw. die Zuschreibung des einen oder des anderen an das Individuum. Das Individuum steht in Wechselwirkung mit gesellschaftlichen Prozessen. Diese sind kein statischer Fremdkörper, der schlicht in eine Richtung seine Wirkung ausübt. Ebenso wenig ist das Individuum für sich genommen eine Monade, die sich dann aufmacht, Gesellschaftliches zu erzeugen bzw. sich diesem zu widmen. Von daher kann eben auch gesagt werden, dass psychische Gesundheit oder Krankheit nicht schlicht darin bestehen, subjektiv Leidensdruck oder Einschränkungen des Erlebens und Handelns zu spüren: Das wäre eine individualistische Auffassung von Krankheit/Gesundheit, in der sich jemand schlicht für gesund oder krank erklären könnte. Und sie bestehen auch nicht schlicht darin, dass eine von außen betrachtende Entscheidung über die Erfüllung bestimmter Kriterien erfolgt: Das wäre eine objektivistische Auffassung von Krankheit/Gesundheit, in der jemand gesund oder krank sein könnte, ohne es zu wissen oder diese Einschätzung zu teilen. Statt einer individualistischen oder einer objektivistischen Verkürzung erkennt der Blick auf die Wechselwirkung zwischen Individuum und Gesellschaft an, dass keine der beiden eine statische, dem anderen womöglich vorgängige Größe sein kann, sondern dass das Individuum nirgendwo anders als in seinen sozialen Bezügen entstehen und existieren kann und die Gesellschaft nichts anderes sein kann als das, was durch das Handeln und die Interaktion der Menschen besteht und eine Form erhält. Das löst manche Probleme gleichwohl nur zum Teil: Was genau »die Gesellschaft« ist oder was mehrere Individuen zu einer Gruppe zusammenzufassen erlaubt, bedürfte einer ausführlicheren Diskussion als sie an dieser Stelle geführt werden kann.

Damit ist auch gesagt: Verunsicherung kann an die Gesellschaft herangetragen werden, ebenso wie sie durch diese hergerufen wird. Ich werde auch noch darauf zurückkommen, dass auch die Frage der Angsttoleranz sich in einem sozialen Rahmen bewegt, etwa entlang der Frage, ob jemand seine Angst auf Kosten anderer oder im Rückgriff auf andere zu bewältigen versucht.

Der zweite große Bereich des Gesellschaftsbezugs der Psychoanalyse liegt in ihrem emanzipatorischen Anspruch bzw. Auftrag. Der Psychoanalyse geht es im Behandlungszimmer um Verstehen und Verändern, auf diesem Weg war ja begründet worden, weshalb es sich lohnen könnte, den Umgang mit Verunsicherung unter einer psychoanalytischen Perspektive in den Blick zu nehmen. In ihrem Zugang zu unbewussten Konflikten und Bedeutungen will die Psychoanalyse klinisch Einsicht fördern. Damit ist die Auffassung verbunden, dass Einsicht nehmen zu können, etwas verändert – zum Beispiel es möglich macht, andere Umgangsweisen mit Konflikten zu finden, das heißt psychischen Spielraum zu erlangen. Das Individuum soll befähigt werden (bzw. eigentlich: sich selbst dazu befähigen können), anders als starr, am Bewährten, aber Symptomatischen festhaltend, zu erleben und zu handeln. Bewegt sich die Psychoanalyse dann auf dem Feld von Gesellschaft, dann wäre dieser emanzipatorische Anspruch darin zu sehen, die (latente) Bedeutung gesellschaftlicher Prozesse verstehend freizulegen, damit diese sich nicht länger unerkannt durchsetzen, sondern dort verändert werden können, wo Menschen unter ihnen systematisch zu leiden haben.

Gerade mit diesem letzten Punkt ist allerdings etwas Wichtiges berührt: Es ist nämlich zunächst zu klären, was »Psychoanalyse« im vorliegenden Rahmen eigentlich heißen soll, sowohl in theoretischer als auch in methodischer Hinsicht.

1.2 Was ist Psychoanalyse?

Was unter Psychoanalyse zu verstehen ist, soll hier in zweierlei Weise entwickelt werden, in einem ersten Schritt auf der Ebene der Theorie, in einem zweiten Schritt auf der Ebene der Methode. Beides ist für den Bezug zu Gesellschaftlichem von hoher Bedeutung, es folgt der oft zitierten dreifachen Charakterisierung der Psychoanalyse durch Freud (1923a, S. 211) als einer Behandlungsmethode, einer (allgemeinen) Theorie des Psychischen und einer Methodologie zur Untersuchung psychischer Phänomene und Prozesse.

1.2.1 Das Unbewusste und seine Schicksale

Oft wird zu Recht das (dynamisch) Unbewusste als der spezifische Gegenstand der Psychoanalyse ausgewiesen. Freud (1985, S. 329) benennt die Psychoanalyse deshalb explizit als »Metapsychologie«, weil es ihm um den Einbezug eines psychischen Unbewussten (gegenüber einem naturhaften Unbewussten) geht, genauer gesagt: um den Aufweis, dass es etwas Unbewusstes gibt, das aus psychischen Gründen vom bewussten Erleben ferngehalten wird. Aus diesem Grund ist es auch ein dynamisch Unbewusstes: Es gibt psychische Kräfte, die etwas vom bewussten Erleben fernhalten (die Verdrängung), und psychische Kräfte, die dafür verantwortlich sind, dass es zugleich zurück ins Bewusstsein drängt – da eine Vorstellung einerseits Unlust hervorruft (etwa Scham oder Angst), andererseits aber eben auch Lust, weil sie mit Wünschen verbunden ist.

Im Unterschied also zu einem bloß *deskriptiven* Unbewussten (wie es auch die Kognitions- oder Neurowissenschaften beschreiben), dessen Unbewusstheit darin besteht, dass es (momentan oder permanent) nicht mit Aufmerksamkeit besetzt ist (oder sein kann), ist das entscheidende Merkmal des psychoanalytischen Unbewussten der Dynamismus widerstreitender psychischer Kräfte: Wunsch und Abwehr.

Die psychische Abwehr wiederum wird psychoanalytisch beschrieben als das Einsetzen von Mechanismen, die dafür sorgen, dass etwas nicht oder nur in anderer (entstellter) Form ins bewusste Erleben eintritt. Der Verdrängung kommt dabei eine Sonderrolle zu, weil sie etwas »nur« vom Bewusstsein fernhält, während andere Abwehrmechanismen für eine Umarbeitung einer Vorstellung (bzw. deren Verhältnis zu einem Affekt) verantwortlich sind. Die Verschiebung etwa schafft insofern eine psychische Ersatzbildung, als das, was nicht bewusst werden darf, zum Beispiel eine Wut auf die Mutter, in der Folge im Zusammenhang mit einer anderen Person erlebt wird. Die Abwehr setzt ein, wenn etwas mehr Unlust als Lust mit sich bringen würde – die abwehrbedingte Umarbeitung sorgt dafür, dass weniger Unlust erlebt werden muss (z.B. indem etwas weniger peinlich ist oder weniger schuldhaft erlebt wird), so dass es bewusst werden darf, nur eben in entstellter Form. Etwas wird dann als etwas Anderes bewusst, Verbindungen in der Vorstellungswelt bleiben unterbrochen bzw. der Reflexion unzugänglich. Ein Teil der Abwehr hat mit verinnerlichten Geboten und Verboten zu tun, wie man sein oder nicht sein, was man tun oder nicht tun sollte.

Dem liegt ein psychischer Konflikt zugrunde, der letztlich aus der Form besteht, dass das Motiv, zu vermeiden, und das Motiv, Lust zu erlangen (zusammengenommen psychoanalytisch als Lustprinzip formuliert), gegeneinander stehen. In seiner grundlegenden Form bedeutet das, dass Lust beim Absinken der Intensität eines Reizes erlebt wird, Unlust beim Ansteigen (Freud, 1915c, S.214). Dies lässt sich zu einer Affekttheorie weiterführen, in der es dann primär lustvolle und primär unlustvolle Affekte gibt. Die Abwehr setzt ein, um unlustvolle Affekte (Scham, Schuldgefühle, Angst u.a.) nicht oder weniger intensiv erleben zu müssen. Konflikte können dabei eher motivationaler Art sein (etwas wollen, aber es nicht dürfen), nämlich wenn Wunsch und Verbot oder widerstreitende Wünsche aufeinanderprallen. Sie können aber auch eher repräsentationaler Art sein. Das ist der Fall, wenn Aspekte des Erlebens des Selbst oder Anderer (»Objekte«) und die damit verbundenen Gefühle im Widerstreit stehen und nicht integriert werden können, etwa wenn liebevolle Gefühle zu einem Gegenüber sich nicht mit ärgerlichen Gefühlen zu vertragen scheinen. Auch dann setzen Abwehrprozesse ein (etwa Spaltung), um unaushaltbare Gefühle in den Griff zu bekommen. Auch Projektion als ein Abwehrmechanismus kann eine wichtige Rolle spielen, nämlich dann, wenn Aspekte des Selbst derart unaushaltbar erscheinen, dass sie nur »am Anderen« erlebt werden können, beispielsweise eine Zuschreibung von Minderwertigkeit.

Für die Psychoanalyse ist die (individuelle) psychische Welt »zusammengesetzt« aus Beziehungsvorstellungen, aus denen Vorstellungen vom Selbst und Anderen herausgelöst werden können. Es wird von Objektrepräsentanzen gesprochen, wenn es um die inneren Bilder anderer Personen geht, also um die Objekte einer psychischen Besetzung. Interaktionen mit Anderen schlagen sich nieder in solchen Beziehungsrepräsentanzen/-vorstellungen und diese färben wiederum das Erleben und die Gestaltung aktueller Interaktionen. Dabei wird das innere Objekt psychischer Besetzung aufgrund seiner Genese aus Interaktionen mit personalen Anderen auch als Introjekt bezeichnet.

Der Begriff der (Objekt-)Besetzung stammt dabei ursprünglich aus der psychoanalytischen Triebtheorie, es geht um die Besetzung mit Libido. Dieser Bereich der Triebtheorie wird heute vielfach in Form einer Affekttheorie reformuliert, denn diese erlaubt es, die psychische »Bezugnahme« auf eine Selbst- oder Objektrepräsentanz im Hinblick auf unterschiedliche (Affekt-)Qualitäten zu beschreiben (etwa Liebe, Hass, Ekel ...). Das bedeutet jedoch nicht, den psychoanalytischen Triebbegriff in Gänze aufzugeben oder zu ersetzen. Vielmehr kann mit Freuds (1915c, S. 214) Kennzeichnung von »Trieb« als einem »Grenzbegriff« zwischen Psyche und Soma dafür argumentiert werden, dass das Konzept sich gerade auf diejenige (psychosomatische) Vermittlungsfunktion bezieht, die dafür sorgt, dass sich physische Reize dem psychischen Erleben vermitteln. »Trieb« ist eine Bezeichnung dafür, dass das Individuum sich psychisch einen Reim auf seine Empfindungen macht (Storck, 2018a).

Aufgrund des hohen Stellenwerts der Körperlichkeit/Leiblichkeit in der Psychoanalyse behält auch deren Theorie der psychosexuellen Entwicklungsphasen bzw. insgesamt die Konzeption von Sexualität in der Psychoanalyse bis heute eine hohe Relevanz. Dabei wird ein erweiterter Begriff von Sexualität verwendet (Freud, 1905d, S. 32), der diese nicht auf die primären Geschlechtsorgane bzw. auf die genitale Sexualität und deren Erleben beschränkt. Dabei bezieht sich die infantile Sexualität auf lustvolle und unlustvolle Empfindungen im Zusammenhang mit unterschiedlichen Körperregionen oder Organen, und diese Empfindungen werden zunächst noch nicht als integriert erlebt, sondern als fragmentiert. Sexuelle Wünsche bleiben also nicht auf den Wunsch nach Geschlechtsverkehr reduziert.

Das lässt auch die Theorie ödipaler Konflikte in einem genauen Licht erscheinen. Hier geht es in Freuds (z.B. in Freud, 1900a) grundlegendem Modell um die Wünsche des Kindes nach zärtlicher körperlicher Nähe zum einen Elternteil und um die Rivalitätsimpulse gegenüber dem anderen Elternteil. Konflikthaft ist dieses aus Gründen der inneren Struktur der Wünsche: Sollte sich beispielsweise der Wunsch erfüllen, der Vater möge von der Welt verschwinden, dann ist dies nicht einfach nur eine Wunscherfüllung oder etwas, für das eine Strafe erwartet wird, sondern immer auch ein schmerzhafter Verlust, denn zum einen ist ein Liebesobjekt verloren, zum anderen geht die Möglichkeit verloren, die Nähe zur Mutter zu regulieren und in dieser Weise letztlich zu vertiefen.

Ohne hierauf an dieser Stelle genauer eingehen zu können (vgl. Storck, 2018b), kann als der Kern ödipaler Konflikte und deren Bewältigung gekennzeichnet werden, dass es um die Herausforderung geht, mit Unterschieden zwischen den Geschlechtern und den Generationen umzugehen, sowie damit, dass es in der Welt Beziehungen zwischen mehr als zweien gibt – also nicht nur diejenigen Zweierbeziehungen, an denen man selbst teilhat. Das Individuum findet in der Welt nicht nur Objekte, sondern deren Beziehungen. Das unterstreicht auch, dass die Theorie ödipaler Konflikte sehr wohl auch dort Geltung beanspruchen kann, wo es nicht um die »klassische«, heteronormative Familie geht, sondern ganz allgemein darum, dass das Kind damit konfrontiert ist, dass es mehr als eine Bezugsperson in der Welt gibt und dass Personen, zu denen es in Beziehung steht, auch zueinander in Beziehung stehen können.

Die Linie der Sexualität als motivationale Struktur, aber auch als Aspekt dessen, wie die innere Welt strukturiert ist (im Hinblick auf die Objekte und das Lustprinzip), wird ergänzt durch die Linie der Aggression und die des Narzissmus, jeweils auch in einer entwicklungspsychologischen Perspektive. Wünsche und Motive können auch mit aversiven Gefühlen zu tun haben, ebenso mit einer »Besetzung« des Selbst im Sinne des Erhalts oder Wiederherstellens eines positiven Selbstwerts.

Psychische Prozesse der Regulierung (von Affekten, des Selbstwerts oder der Nähe zu Anderen) spielen aus psychoanalytischer Perspektive eine wichtige Rolle. Zunächst ist dies psychoanalytisch unter dem Begriff des Ichs beschrieben worden, den Hartmann (1956, S. 281) als »System von Funktionen«, also als Bezeichnung für die Summe seiner Funktionen, definiert hat (während die psychischen Vorstellungen der eigenen Person in der Regel als »Selbst« bezeichnet werden). »Ich« ist eine Gruppe von psychischen Fähigkeiten, etwa die Realitätsprüfung, die Kontrolle der Motilität, die Abwehr und andere Fähigkeiten, die letztlich mit Regulierung, Differenzierung und Integration zu tun haben. In neueren psychoanalytischen Konzepten ist dies unter Begriffen wie Persönlichkeitsorganisation oder -struktur gefasst (vgl. z. B. Arbeitskreis OPD, 2023).

Eine den Ich-Funktionen etwas übergeordnete Funktion ist die Fähigkeit zur Symbolisierung (bzw. Mentalisierung). Sie beschreibt grundlegend das Vermögen, in einer Welt der Vorstellung leben zu können (ohne dass dies von der Welt der – geteilten – Wahrnehmungen getrennt wäre). Anders als in der Anfangszeit der Psychoanalyse manchmal der Fall, in der es so wirkte, als gäbe es feste Zuordnungen symbolhafter Bedeutungen im Psychischen, wird heute in der Psychoanalyse der *Prozess* der Symbolisierung akzentuiert. Damit ist gemeint, wie jemand sich innere Bilder von etwas (einschließlich der eigenen Affekte) machen kann, und welche. Zu symbolisieren heißt wesentlich, sich mit etwas auseinanderzusetzen, was (vorübergehend) in der Wahrnehmung abwesend ist, es also solcherart psychisch anwesend zu machen, zu re-präsentieren.

Wie psychoanalytisch auf der Grundlage dieser Konzepte psychische Krankheit oder Gesundheit beschrieben werden können, wird in Kap. 3.2 zum Thema werden. Zunächst geht es um allgemeine Überlegungen zur psychoanalytischen Methode als eine Grundlage für eine Betrachtung, wie diese Methode auf außerklinische Bereiche transferiert werden kann.

1.2.2 Beziehungsweise: Psychoanalytische Zugänge

Die psychoanalytische (Behandlungs-)Methode kann gekennzeichnet werden als ein reflektiertes In-Beziehung-Stehen. Daraus ergibt sich die Frage, wie denn dem dynamisch Unbewussten als ihrem Erkenntnisgegenstand (der eine wichtige Rolle bei psychischen Erkrankungen spielt) überhaupt gefolgt werden kann, wenn es doch um ein Unbewusstes geht, das dem bewussten Erleben aus guten affektiven Gründen entzogen bleiben soll. Dynamisch Unbewusstes kann nicht erfragt werden, es zeigt sich nicht, es kann sich aber auch zugleich nicht *nicht* zeigen. Die entstellte Form, die es in einer psychoanalytischen Behandlung bekommen kann, besteht in der analytischen Beziehung.

Die Psychoanalyse nimmt an, dass verinnerlichte Beziehungsmuster, also das durch Affekte getragene Verhältnis zwischen Selbst und Objekt, sich in aktuellen Beziehungen reinszenieren. Bestimmte Bedingungen einer psychoanalytischen Behandlung, nämlich vor allem das Couch-Setting, die hohe Frequenz an Wochenstunden oder die abwartend-zuhörende Haltung des Analytikers oder der Analytikerin, intensivieren diese Prozesse einer Reinszenierung. Das ist in der Psychoanalyse mit dem Begriff der Übertragung gemeint (vgl. Storck, 2025a; Rugenstein, 2024). In der Beziehung zum Analytiker oder zur Analytikerin werden diese Prozesse der Aktualisierung verinnerlichter Beziehungsmuster besonders vertieft, das heißt auch: Die Art der Entstellung, in der das Unbewusste eine Form findet, in der es sich dem bewussten Erleben zeigt, wird hier besonders deutlich und intensiv. Ferner wird davon ausgegangen, dass diese Prozesse der Übertragung charakteristisch für die innere Strukturiertheit des Psychischen bei einem Patienten oder einer Patientin sind – dass also auf diese Weise insbesondere die unbewussten Aspekte des Erlebens von Selbst, Objekten oder Motiven erkennbar werden können. Man spricht vom szenischen Verstehen, wenn es darum geht, anhand der Szene zwischen Analytiker:in und Patient:in dasjenige in den Blick zu nehmen, was auch andere Szenen zu denen macht, als die sie sich dem individuellen Erleben zeigen (Storck, 2025b). Szenisches Verstehen bedeutet mit Lorenzer (1970), verschiedene einzelne Szenen (berichtete oder in der therapeutischen Beziehung auftauchende) auf eine ihnen zugrundeliegende gemeinsame Struktur (»Situation«) zu befragen.

Mit der Übertragung eines Patienten oder einer Patientin korrespondiert die Gegenübertragung, auf Seiten des Analytikers oder der Analytikerin. Neben dem Umstand, dass auch eigene Übertragungsprozesse des Analytikers oder der Analytikerin eine Rolle spielen (aber vor dem Hintergrund von dessen bzw. deren zurückliegender Selbst-Erfahrung leichter erkannt werden sollten als die Übertragungsprozesse auf Seiten eines Patientin oder einer Patientin), ist auch die Rede davon, dass der Analytiker bzw. die Analytikerin in Form der Gegenübertragung auf das »antwortet«, was seitens eines Patienten oder einer Patientin in der Beziehung aktualisiert wird, wie Gefühle und Fantasien. Diese werden analytisch anerkannt und reflektiert, ohne dass sie sich in einem sogenannten Agieren der Gegenübertragung in Handlungen zeigen. Sie sind ein wichtiges Mittel, unbewusste Beziehungsdynamiken zu verstehen. Psychoanalytisch spricht man von einer »therapeutischen Ich-Spaltung« (zuerst: Sterba, 1934), die darin besteht, zugleich ein Beziehungsangebot zu machen (Freud, 1900a, S. 569: eine mögliche »Anheftung zur Übertragung«) und auf diese Beziehung reflektierend zu blicken.

Eine Psychoanalyse besteht nun nicht allein darin, diese Prozesse der Wiederholung und Beziehungsaktualisierung zu fördern und zu betrachten, sondern etwas vom solcherart Verstandenen auch in die Richtung einer Veränderung zu bringen. Die Veränderungsziele der Psychoanalyse sind zwar auch symptomatischer Art, betreffen aber in bedeutsamer Weise das Erlangen einer erweiterten psychischen Freiheit, das heißt der Möglichkeit, für allgemeine menschliche Konflikte funktionalere Lösungen zu finden und/oder auf psychische Fähigkeiten prinzipiell zurückgreifen zu können. Der Weg zu einer solchen Veränderung kann beschrieben werden als das Fördern von Einsicht in unbewusste Bedeutungen, als das Bereitstellen einer korrigierenden emotionalen Beziehungserfahrung oder als das Fördern der Fähigkeit zur Symbolisierung bzw. Mentalisierung (vgl. Kap. 3.2.2).

Im Hinblick auf Behandlungstechnik kann das verschiedene Aspekte umfassen, unter diesen gilt die Deutung als spezifische Technik der Psychoanalyse. Die Deutung richtet sich auf Unbewusstes, dabei soll sie »ein kleines Etwas mehr« (Fenichel, 1935, S. 336) als das adressieren, was einem Patienten oder einer Patientin bislang bewusst zugänglich ist.

Dabei ist auch der »Takt« der Deutung von Bedeutung – im Hinblick auf den geeigneten Zeitpunkt, im Hinblick auf die »Nachbarschaft« des Gedeuteten zum Bewussten (Busch, 1993) sowie im Hinblick auf das Maß an Angsttoleranz, die zu einem jeweiligen Zeitpunkt möglich ist. Wichtig ist außerdem anzuerkennen, dass eine Deutung *Teil* eines Einsichts- bzw. Verstehensprozesses ist und nicht dessen Ende darstellt. Das heißt, dass auf eine Deutung mit Einsicht *geantwortet* wird, sie also nicht schon selbst die Einsicht formuliert, denn dann wäre in ihr ja die Einsicht des Analytikers bzw. der Analytikerin enthalten, nicht die des Patienten oder der Patientin möglich gemacht. Die Deutung hat somit eine prozessuale Wirkung. Verändernd wirkt sie im Hinblick auf das sogenannte Durcharbeiten: Wiederholte Betrachtungen konflikthafter Bedeutungen oder bestimmter (einschränkender) Verarbeitungsmechanismen in der analytischen Beziehung ermöglichen Veränderung und Entwicklung. Veränderung erfolgt nicht durch den einmaligen hellsichtigen Hinweis, sondern beruht auf einem Prozess der inneren Auseinandersetzung.

Freud (1919a, S.185) betont dabei das Analytische dieses Vorgangs: Es wird etwas in seine Bestandteile zerlegt, sein Zustandekommen nachvollzogen – so dass dadurch anschließend neue Konfliktlösungen gefunden werden können, die allerdings psychoanalytisch nicht vorgegeben werden. Die analytische Aufgabe bzw. Veränderung besteht in dem Erlangen einer psychischen Freiheit dafür, sie zu finden.

Des Weiteren ist für das klinische Vorgehen der Psychoanalyse das Konzept des Widerstands von hoher Bedeutung. »Widerstand« bedeutet, dass sich Abwehrmechanismen in einer Behandlung zeigen und dort auf die Veränderung (vor allem die Vertiefung der analytischen Beziehung als deren Mittel) gerichtet sind. Das folgt der Annahme, dass symptomatische Konfliktlösungen in der Regel gegenüber den zugrundeliegenden Ängsten »das kleinere Übel« sind und nicht ohne Weiteres aufgegeben werden können, das heißt: ohne dass geeignetere Konfliktlösungen/Bewältigungsmöglichkeiten gegeben sind. Veränderung in einer Psychotherapie (jeglicher Ausrichtung) mobilisiert Verunsicherung. Der Widerstand sollte daher als ein Zeichen für Ängste genommen und ferner nicht allein einem Patienten oder einer Patientin »zugeschoben« werden. Er ist als ein relationales, von beiden am therapeutischen Prozess Beteiligten geteiltes Phänomen anzusehen, das die Aufgabe mit sich bringt, für Ängste einen Raum zu schaffen (in einer geteilten Erfahrung) und andere Möglichkeiten des Erlebens und Handelns auf den Weg zu bringen.

Das verweist zugleich auf einen nächsten Aspekte psychoanalytischer Prozesse im Behandlungszimmer: Da, wie Freud (1912b, S. 374) betont, eine Neurose bzw. allgemein die Symptome jeder psychischen Erkrankung nicht »*in absentia* oder *in effigie* erschlagen« werden können (d. h. Veränderung sich nicht durch eine rationale Betrachtung einstellt), ist es im Wesentlichen das Präsentwerden der Konflikte oder unaushaltbaren Gefühle in der Psychoanalyse – und das bedeutet: in der analytischen Beziehung –, das die Voraussetzung für Veränderung ist. Aus diesem Grund kennzeichnet beispielsweise Bion (1965) den analytischen Prozess auch als eine »katastrophische Veränderung«, eine geteilte grundlegende Krisenerfahrung ohne Netz und doppelten Boden (bzw. ohne ein anderes Netz als die geteilte Beziehungserfahrung in einem haltenden Rahmen) (vgl. Kap. 5.3).

Man kann zusammengenommen davon sprechen, dass zwei Fragestellungen damit verbunden sind, die Psychoanalyse für einen weiteren Bereich als »nur« die klinische Anwendung im Behandlungszimmer zur Geltung zu bringen: Auf der Ebene der Theorie muss eine Vermittlung geschehen, wenn das Feld der Betrachtung etwas oder jemand anderes ist als ein Individuum, das an Symptomen einer psychischen Störung leidet. Und auf der Ebene der Methode muss ein Transfer erfolgen, wenn es um deren Anwendung in außerklinischen Bereichen geht. Auf beides, die Vermittlung der Theorie und der Transfer der Methode, werde ich später in diesem Buch noch zurückkommen (Kap. 2.2).

1.2.3 Die Psychoanalyse in der Krise

Ein weiterer Aspekt sollte nicht übergangen werden, insbesondere wenn es um die Bildlichkeit einer Formulierung wie »Die Psychoanalyse kriegt die Krise« geht, die auch aus diesem Grund gewählt worden ist. Die Psychoanalyse befindet sich selbst in einer Krise, die zwar durchaus existenziell ist, aber gegenüber konkreten Bedrohungen, was Leib und Leben angeht, natürlich auf einer anderen Ebene liegt.

Die Krise der Psychoanalyse besteht darin, dass ihr Einfluss und ihr Gefragtsein auf einer gesellschaftlichen Ebene, aber auch bezogen auf Psychotherapie-Berufspolitik oder die akademische Landschaft nachgelassen hat. Man könnte sagen, die Psychoanalyse hat ihre Mitspracheverpflichtung über die Zeit weniger wahrgenommen und droht daher, ihr Mitspracherecht immer mehr zu verlieren. Dass die Psychoanalyse und ihre Vertreterinnen und Vertreter sich zu Wort melden, wo es um gesellschaftliche, politische oder kulturelle Prozesse geht, legitimiert sich über ihren spezifischen, methodisch geleiteten Blick (der noch genauer auszuführen sein wird). Natürlich ist ein gesellschaftskritischer Einwurf eines Psychoanalytikers oder einer Psychoanalytikerin nicht allein schon deshalb wertvoll, weil er durch ihn oder sie als Vertreter:in der Psychoanalyse gemacht wird. Sondern er kann wertvoll sein, weil er auf der Grundlage einer methodischen Analyse erfolgt (und dabei um die Grenzen seiner Reichweite weiß).

Die »Eigenkrise« der Psychoanalyse verweist auf zwei Aufgaben, die psychoanalytisch zu beachten sind, wenn es um die Untersuchung gesellschaftlicher Phänomene und Prozesse geht:

Erstens geht es um die Reflexion der eigenen Lage, der eigenen Position zu einem Untersuchungsgegenstand. Das tut es natürlich psychoanalytisch immer; wenn es um Gesellschaftliches geht, ist zu bedenken, dass die Psychoanalyse selbst natürlich nicht außerhalb gesellschaftlicher Prozesse steht – zum Beispiel, wenn es darum geht, dass Kriege oder politische Systeme auch Strukturen der Gesundheitsversorgung betreffen bzw. beeinträchtigen. Geschichtlich ist ferner zu beachten, dass die Psychoanalyse selbst zum Beispiel in Relation zum Nationalsozialismus in Deutschland zu sehen ist: Psychoanalytiker und Psychoanalytikerinnen wurden verfolgt, institutionell gab es außerdem aber durchaus Bemühungen, im faschistischen Staat, gelinde gesagt, kein allzu großer Stachel des Widerstands zu sein.

Aber auch die Tatsache ist zu beachten, dass die Psychoanalyse nicht in allen Bereichen der Welt den gleichen Stellenwert hat und vielleicht auch nicht den gleichen Geltungsbereich für sich beanspruchen kann. Hinzu kommt ferner, etwa wenn es um eine psychoanalytische Untersuchung gruppenbezogener Menschenfeindlichkeit geht, dass die Psychoanalyse selbst ihre eigene Geschichte von zum Beispiel Homophobie hat, die zu reflektieren ist.

Zweitens geht es um die Reflexion der eigenen methodischen Möglichkeiten und Grenzen der Psychoanalyse. Die Untersuchung gesellschaftlicher oder kultureller Phänomene und Prozesse steht der Psychoanalyse methodisch offen; gleichzeitig handelt es sich dabei um komplexe Strukturen, über die auch soziologisch, kulturphilosophisch etc. etwas zu sagen ist. Die Psychoanalyse leistet also einen Beitrag in einem Feld, das grundsätzlich einer interdisziplinären Untersuchung bedarf (vgl. dazu auch Kap. 5.4.1).

1.3 Was ist (Post-)Apokalypse?

Soweit ist skizziert worden, dass die Menschheit (und der Planet) sich mit Krisen konfrontiert, sich diesen ausgesetzt sieht. Aber ist »Krise« überhaupt der passende Ausdruck? Eine Krise wird gemeinhin verstanden als der Höhepunkt (oder Wendepunkt) einer Entwicklung, die eben insofern »krisenhaft« ist, als sich ein negativer Prozess zuspitzt. Tatsächlich beschreibt ein Ausruf wie »Ich krieg die Krise!« ja in erster Linie eine (emotionale) Eskalation, etwas spitzt sich dramatisch zu – und zwar in negativer Weise. Mit der Bezeichnung von etwas als Krise meinen wir in aller Regel etwas Negatives und etwas, das den (linearen) Verlauf einer Zuspitzung hat.

Mit dem Ausdruck Krise ist also neben der Bewertung auch eine bestimmte Form von Zeitlichkeit verbunden, nämlich eine lineare: wie etwa in einer Flutkrise, in der der Spiegel eines Gewässers ansteigt, erkennbar, wenn auch nicht unbedingt in Gänze aufhaltbar.

Mit diesem Blick auf etwas als Krise ist auch verbunden, dass man eine Entwicklung eventuell vorhersieht und Gegenmaßnahmen ergreifen kann. Einfach gesprochen: Wenn eine starke Flut droht, baut man höhere Deiche. Nicht jede solcher Krisen ist abwendbar, aber mit dem Ausdruck ist auch verbunden, sich ein »Danach« konkret vorzustellen. Wenn nicht gehandelt wird, dann droht ganz konkret eine Überschwemmung, mit der dann danach umzugehen ist. Wenn Landstriche überflutet werden, dann müssen Menschen evakuiert werden. Es ist etwas denkbar, was treffend als »Krisenmanagement« bezeichnet wird, ein oft irgendwie vorausschauender Umgang, ein Eindämmen, Abfedern der Krise oder auch verschiedene Arten der Krisenprävention (primär, sekundär, tertiär, quartär).

Ein weiteres Beispiel für eine Krise auf individueller Ebene wäre die Vorstellung eines schweren Autounfalls. Dem kann man vorbeugend begegnen und sicher genug fahren, aber vielleicht tritt er trotzdem auf. Aber dann ist vorstellbar, was »nach der Krise« ist, nämlich ein Bein in Gips, ein Krankenhausaufenthalt, eine Rehabilitationsmaßnahme, selbst noch der Totalschaden. Dabei können »Krisen« in ganz unterschiedlichen Feldern eine je eigene Dynamik und Kontextualität aufweisen: Eine Börsenkrise etwa ist natürlich etwas anderes als eine Krise im Zusammenhang mit Naturereignissen.

Damit sollen »einfache« Krisen keineswegs heruntergespielt werden. Sie können ängstigen und das Leben danach auf eine ernste Weise dauerhaft verändern. Aber: Ein Danach ist vorstellbar, die Logik einer linearen Zeitlichkeit bleibt bestehen. Von einem solchen Verständnis von »Krise« möchte ich im Weiteren ausgehen.

1.3.1 Apokalyptisches und Postapokalyptisches

Davon zu unterscheiden sind solche Prozesse und Ereignisse, die als »Apokalypse« bezeichnet werden (vgl. zur »Apokalyptik« auch die Übersicht bei Tilly, 2012). Im alltäglichen Sprachgebrauch bezieht der Ausdruck sich in der Regel auf die Vorstellung, dass etwas »untergeht«. Etwas, das »vorher« da war, ist »nachher« nicht mehr da, und dabei handelt es sich nicht um eine Kleinigkeit, sondern um grundlegende Lebensbedingungen. In einer »Zombie-Apokalypse« sind nicht einfach nur Zombies hinzugekommen, sondern sie sind der Signifikant für einen Zusammenbruch des Lebens, wie man es zuvor kannte.

Auch wenn dabei, wie auch im Bezug auf das für Krisen Geschilderte, auf ein »Vorher« und »Nachher« rekurriert wird, ist doch eine andere Art von Zeitlichkeit berührt. Diese hat damit zu tun, wie über ein »Danach« gedacht, wie dieses bebildert werden kann. Das Wesentliche an einem apokalyptischen Untergang ist ja, dass er derart grundlegend ist, dass sich das Bisherige eben nicht in ein Danach fortsetzt, welches als solches vorstellbar wäre (wie etwa ein Krankenhausaufenthalt im Anschluss an einen Autounfall oder überflutete Landschaften nach Dauerregen und/oder Springflut). Die Apokalypse präsentiert einen Bruch, nicht nur eine Wende oder eine zugespitzte Eskalation. Sie übersteigt unser Vorstellungsvermögen, es geht in ihr um eine gegenstandslose Erwartung von etwas, über das man nichts wissen kann, als dass es nicht das ist, was gewusst werden kann oder bekannt ist. Günther Anders (1972) hat den Begriff einer »nackten Apokalypse« geprägt (vgl. Zizek, 2022), um zu kennzeichnen, dass es darin um etwas geht, dessen Danach nicht bebildert, das heißt vorgestellt werden kann: In diesem Sinne gibt es kein Danach.

Darin unterscheidet die Apokalypse sich von der Krise: Brüche in der Zeitlichkeit, fehlende Vorhersehbarkeit und Bebilderungsunmöglichkeit.

»Apokalypse« hat zudem offenkundig eine biblische/religiöse Konnotation (vor allem im Johannes-Evangelium, aber auch in Paulus' Brief an die Römer; vgl. Agamben, 2000). Sie meint, auch im eigentlichen griechischen Wortsinn: die Offenbarung oder Verkündung. Anders als »Krise« ist »Apokalypse« also auch »wertfreier«, wenn auch mit einer Bedrohlichkeit verbunden. Die Apokalypse zeigt an, offenbart, dass es ein Ende der Zeiten geben wird und dass an diesem Ende das Jüngste Gericht stehen wird – und spätestens hier kommt die Religion, u. U. ein Gottesglaube und der Glaube an eine göttliche Gerechtigkeit bzw. ein Gerichtetwerden in Wirkung. Für sich genommen jedoch wird »nur« das Zeitenende verkündet.

Die religiöse Offenbarung und das psychoanalytische Unbewusste haben einige Berührungspunkte (vgl. Storck, 2024c), etwa dahingehend, dass beides etwas vor Augen führt, das mit einer Verunsicherung verbunden ist und letztlich in den Dialog mit einem Anderen/Gegenüber führt. Der psychoanalytische Blick auf Religiosität ist, im Anschluss an Freud (1927c), oft ein skeptischer gewesen, die darin aufscheinenden Überlegungen zum menschlichen Selbstverhältnis, zum Dialog oder zur Auseinandersetzung mit existenziellen Themen wie Leben und Tod, der Praxis einer guten Lebensführung oder Sinnhaftigkeit sind jedoch für eine psychoanalytische Betrachtung, die nicht bloß Illusionen entlarven zu müssen meint, in vielfältiger

Weise zugänglich (vgl. z.B. Zwiebel & Weischede, 2015; Will, 2017; Vogel, 2020).

Löst man »Apokalypse« aus dem religiösen und biblischen Zusammenhang im engeren Sinne heraus (vgl. a. Horvart, 2021), dann bleiben weitere Merkmale: Die Apokalypse als Offenbarung etabliert eine besondere Zeitlichkeit – nicht nur, dass es »nicht so weitergeht wie bisher« und das Danach nicht gewusst werden kann, nicht nur, dass das Bisherige zu einem Ende gelangt, sondern auch dass eine neue Zeit in die Welt gesetzt wird. Die Apokalypse ist auch etymologisch ja gerade nicht selbst schon das Ende aller Zeiten oder der Untergang der Welt, sondern »nur« die *Ankündigung* dessen, dass das Bisherige an ein Ende gerät.

Aus diesem Grund wird vom »Postapokalyptischen« gesprochen und damit darauf Bezug genommen, dass zwischen der *Offenbarung* des kommenden Endes und dem *Eintreten* dieses Endes eine unbestimmbare Zeitspanne liegt. Diese Zeitspanne kann als die Postapokalypse bezeichnet werden: Die Postapokalypse ist dann gerade nicht der Zustand der Welt nach dem Untergang, sondern die Bezeichnung für diejenige Zeit, die zwischen der Ankündigung »Es wird zu Ende gehen« liegt, und diesem Ende selbst (vgl. auch Agamben, 2000, zur »messianischen« Zeit).

1.3.2 Dystopie und Utopie

Das liefert die Möglichkeit (und Notwendigkeit), auf die verwandten Begriffe »Utopie« und »Dystopie« einzugehen (vgl. psychoanalytisch Weiß, 2012). Beide sind, auf unterschiedliche Weise, mit einer Bebilderung des »Danach« verknüpft, wenn auch nicht notwendigerweise in allzu konkreter Form. Anders als im Fokus auf (post-)apokalyptische Zeiten, wie eben dargestellt, geht es hier um (post-)apokalyptische Räume (sowie, insofern diese in die Zukunft verlegt werden, ebenfalls um Momente der Zeitlichkeit, aber mit einem anderen Fokus).

Der Begriff der Heterotopie, wie ihn insbesondere Foucault (1966) verwendet, verweist auf »Gegenräume«, »solche, die vollkommen anders sind als die übrigen. Orte, die sich allen anderen widersetzen und sie in gewisser Weise sogar auslöschen, ersetzen, neutralisieren oder reinigen sollen« (a.a.O., S.10). Heterotopien sind »reale[.] Orte jenseits aller Orte«, »mythische[.] oder reale[.] Negationen des Raumes« (a.a.O., S.11). Foucault formuliert dafür nun einige Grundsätze, aus denen ich einen herausheben möchte: »In aller Regel bringen Heterotopien an ein und demselben Ort mehrere Räume zusammen, die eigentlich unvereinbar sind« (a.a.O., S.14). Im Bild der Heterotopie ist also, anders als in der Dystopie oder der Utopie, das Moment der Dispersion oder auch Nichtfestlegung enthalten – in ihm kommen Räume zusammen. Und zugleich, das ist für Foucault ihr »eigentliche[s] Wesen«, stellen Heterotopien »alle anderen Räume in Frage«, und zwar, »indem sie eine Illusion schaffen, welche die gesamte übrige Realität als Illusion entlarvt, oder indem sie ganz real einen anderen realen Raum schaffen, der im Gegensatz zur wirren Unordnung unseres Raumes eine vollkommene Ordnung aufweist« (a.a.O., S.20f.).

Der Diskurs über Dystopien hat in den vergangenen Jahren an Intensität und Ausmaß zugenommen (vgl. z.B. Horn, 2014; Reuter, 2020). Es gibt wissenschaftlich wie künstlerisch eine vermehrte Auseinandersetzung mit »Endzeitszenarien«, der Thematisierung einer Welt nach dem Kollaps. »Dystopie« meint etymologisch entsprechend ja auch den (klar negativ verstandenen) »Un-Ort«, wobei in der Regel damit ein »Ort« gemeint ist, der nicht bewohnbar ist, eine feindselige Welt nach dem Zusammenbruch sozialer, politischer, gesundheitlicher oder ökologischer Systeme. Spielfilme wie *I am Legend* oder *The Road*, neben vielen anderen, nehmen ein solches Szenario als Schauplatz.

Die Utopie (vgl. zur Begriffsgeschichte Schölderle, 2017) hingegen ist ein »utopischer« Ort (bzw. etymologisch korrekt: der »Nichtort«, im Gegensatz zum »Un-Ort« der Dystopie), die Fantasie eines Raumes und/oder einer Zukunft, in der eine Befreiung von etwas herrscht, etwa die Utopie einer Gesellschaftsordnung, in der bestimmte Probleme der »vorangegangenen Orte« nicht mehr bestehen. Die Utopie ist klar mit Hoffnung verbunden (nicht nur bei Bloch, 1959), Hoffnung auf einen besseren Ort und eine bessere Zeit. Sie ist interessanterweise nicht zwangsläufig eine konkrete Ausgestaltung dieser Zukunft, sondern in erster Linie das Wegfallen von Leid und Übel.

Psychoanalytisch ist etwa von Chasseguet-Smirgel (1986, Kap.6) kritisch, aber auch vereinfachend auf das Konzept der Utopie geblickt und dieses in die Nähe von Totalitarismus und Perversion gerückt worden (vgl. aber auch die Kritik daran durch Metzger, 1991). In der Tat kann das, was zu utopischem Denken motiviert und dessen Gegenstand darstellt, nämlich eine »bessere Welt«, in Richtung eines Stillstands entgleisen und so zu einem Ort seelischen Rückzugs im Sinne Steiners (1993) werden, und zwar in Form »zeitloser Zustände«, wie Weiß (2012) in seiner differenzierten Untersuchung der Bedeutung der Begriffe Utopie und Dystopie für die Psychoanalyse zeigt (ich werde auf seine Untersuchung weiter unten zurückkommen, wenn es um das Erleben von Zeitlichkeit bei psychischen Störungen geht; Kap. 3.4).

Ertragreich am Begriff und Modell der Utopie könnte sein, hier nicht von einer affirmativ ausgestalteten Zukunfts- oder Heilsvorstellung auszugehen, sondern eine insofern negative Utopie zu beschreiben, als diese mit dem imaginativen wie emotionalen Vermögen in Verbindung steht, sich hoffnungsvoll eine Zukunft zu entwerfen, die noch nicht ausgestaltet ist (vgl. Kap. 5.4 zu Lears Begriff einer »radikalen Hoffnung«). Oft werden Dystopie und negative Utopie in derselben Bedeutung verwendet bzw. die Dystopie als eine negative Utopie bezeichnet (wobei »negativ« in einem wertenden Sinn zu verstehen ist). Mir geht es im Vorschlag des Begriffs (vgl. Gimmel, 2015, zur Rekonstruktion des Verhältnisses von Utopie und Negativem bei Adorno; vgl. Rademacher, 1996) hingegen um eine Utopie, die unbestimmt, »leer«, ist.

Anders als in der Dystopie, die entweder den vollkommenen Untergang imaginiert, letztlich dann aber ohne Zukunftsvorstellung bleibt, oder aber die dystopische Zukunft bebildert, indem sie letztlich doch wieder mit »bekannten« Bildern arbeitet und ausgestaltet, wie eine Welt sein wird, nachdem alles zerstört worden ist, würde es einer negativen oder leeren Utopie um zwei Dinge gehen: Die imaginative Dimension wäre eine, die keine konkreten Bilder umfasst und bereitstellt, aber mit einer Hoffnung und einem Vertrauen darauf, dass auf das, »was die Zukunft« bringt, geantwortet werden kann. Die emotionale Dimension dessen hätte eben gerade damit zu tun, auf solche zukunftbezogene Verunsicherungen oder Unbekanntheiten mit ausreichender Angsttoleranz antworten zu können. Insofern hier ein bestimmtes Verhältnis von Passivität (sich etwas aussetzen können) und Aktivität (darauf gestaltend antworten zu können) vorliegt, werde ich diesen Aspekt weiter unten wieder aufnehmen (Kap. 2.5), wenn es um die Psychodynamik des Wartens und dessen Konsequenzen geht.

1.3.3 Aufgaben der Psychoanalyse in postapokalyptischen Zeiten

Wenn ich im Weiteren zunächst nichtsdestoweniger auf die Begriffe Apokalypse und Postapokalypse abstellen werde, dann geschieht das deshalb, weil mir die Figur eines radikal ungewussten und unbebilderten Danach, in einer radikalen Form des ganz Anderen, besonders weiterführend erscheint. Auch die Utopie arbeitet ja damit, dass etwas Bekanntes (ein Übel) nicht mehr da sein wird, von der Zukunft wird also lediglich gewusst, dass es eine Welt ohne dieses Übel sein wird; etwa ein soziales Zusammenleben ohne Krieg. Es gibt also eine Vorstellung von einem »Weiter«, das eben insofern mit Hoffnung verbunden sein kann, als die Bedrohung für etwas, das »bisher« als wertvoll oder erstrebenswert angesehen wurde, aus der Welt geschafft ist. Zudem liefert die Figur der Postapokalypse die Möglichkeit, mehr auf die Zeitlichkeit als auf die Örtlichkeit/Räumlichkeit zu fokussieren; der Utopie-Diskurs wird jedoch immer wieder gestreift werden.

Der (post-)apokalyptische Diskurs versucht sich am Einnehmen einer Perspektive einer »puren Ungewissheit« über das, was nach dem Ende der Zeit sein wird. In der Untersuchung der Postapokalypse als Zeitraum zwischen Offenbarung und Ende ist er dabei denkbar konkret: Es ist dann nämlich zu beschreiben, was es mit dem menschlichen Erleben macht, wenn die unausweichliche Erwartung besteht, dass grundlegend etwas nicht mehr so weitergehen wird, wie bekannt und gewusst. Gerade eine psychoanalytische Untersuchung kann sich darauf beziehen, indem untersuchbar wird, wie der Blick auf Vergangenheit oder Zukunft damit arbeitet, Erinnerung oder Erwartung mit Bildern zu versehen, bzw. wann eine solche Bebilderung auch Abwehrzwecken dient. Das wird im Weiteren genauer zu zeigen sein.

Der vorgeschlagene Rahmen erlaubt zweierlei: Erstens kann so beschrieben werden, dass etwas »untergeht« und die Möglichkeit für einen (unbestimmt bleibenden) Neubeginn oder eine Neuausrichtung hervortreten kann. Zweitens lässt sich beschreiben, welche massiven

Verunsicherungen ein Prozess und eine Zukunft mit sich bringen, die derart unbekannt sind und mit einem Abschied/Verlust des Bekannten zu tun haben. Dies bringt Ängste und das Erfordernis von Trauerarbeit mit sich. Angedeutet werden soll hier auch, dass der geeignete Weg, mit einer solchen Art der Veränderung umzugehen, das heißt, sie zu bewältigen, darin besteht, einen dialogisch-differenten Rahmen zu finden (für den die Psychoanalyse ein Modell liefert).

Eine solche Art von »purer Ungewissheit« und damit das, worauf die Rede von der (Post-)Apokalypse verweist, ruft Verunsicherung und Ängste hervor. Darin kann der Diskurs die eingangs beschriebenen Prozesse, dort noch als »Krisen« bezeichnet, adressieren und ihre Wirkungen genauer beschreiben: Postapokalyptische Ängste drohen zu entgleisen. Das ist dann der Fall, wenn die Apokalypse und das, was kommen wird, im Sinne der weiter oben vorgenommenen Unterscheidung als Krise missverstanden werden; dann nämlich, wenn eine Aufgabe darin gesehen wird, dem Unvorhersehbaren mit der Illusion von Steuerbarkeit oder Abwendbarkeit zu begegnen. Das kann die Form eines (emotionalen und konkreten) »Prepping« bekommen, eine Vorbereitung auf »alle Eventualitäten«. Und es kann auch die Form einer Feindlichkeit anderen gegenüber annehmen, eine Lenkung des Übels auf andere (und damit die kontraphobische, nur scheinbar bewältigende Kanalisierung von Ängsten), die dafür verantwortlich sind oder die es zumindest statt einem selbst treffen sollte oder wird.

Ich möchte damit selbstverständlich nicht dagegen argumentieren, sich mit dem Übel der Welt auseinanderzusetzen und an Klimawandel, Kriegen oder Feindseligkeit etwas zu verändern. Ganz im Gegenteil, ich möchte herausstellen, dass eine Betrachtung existenzieller Bedrohung unter dem (post-)apokalyptischen Blickwinkel die Voraussetzung dafür darstellt, grundlegende Probleme anzuerkennen und zu adressieren. Erst der Blick in eine ungewusste, ungewisse Zukunft macht es möglich, sich der Postapokalypse und ihrem Danach zu widmen.

Es soll also nicht für eine resignative Haltung oder eine, die Verantwortung schlicht unter dem Deckmantel des Nichtsteuerbaren von sich weist, argumentiert werden. Es ist nicht nützlich, sich von den Zombies auffressen zu lassen. Vielmehr sind vier Aufgaben formulierbar:

- Die Anerkennung von Verunsicherung und Ängsten
- Das Aufnehmen von Trauerarbeit
- Die Betrachtung des Ungewissen als Offenheit
- Das Etablieren einer dialogisch-differenten Resonanz zum Anderen

Dazu sollte die Psychoanalyse etwas zu sagen haben.

Wenn es um »Krisen auf der Couch« gehen soll, dann meint das zweierlei: Zum einen werde ich untersuchen, mit welcher Art von individuellen Krisen oder besser: (post-)apokalyptischen Dynamiken die Psychoanalyse im Behandlungszimmer, also in der Arbeit mit Menschen, die an psychischen Störungen leiden, zu tun hat. Zum anderen soll es darum gehen, Krisen »auf die Couch zu legen«, also psychoanalytisch zu untersuchen. Aus diesem Grund sind mir die methodischen Überlegungen zum Transfer wichtig. Man kann nicht einfach alles und jeden auf die Couch legen, noch dazu jemanden oder etwas, der oder das nicht darum gebeten hat, ohne zumindest methodisch sagen zu können, wie man zu Erkenntnissen darüber gelangt.

Überblick über das Vorgehen in diesem Buch

In dieser Einleitung habe ich skizziert, was die vorliegende Untersuchung erforderlich macht und was man sich von ihr versprechen kann. Dazu habe ich die beiden großen inhaltlichen Rahmungen vorgestellt: zum einen die Psychoanalyse (in theoretischer und methodischer Hinsicht, allerdings mit dem Hinweis einer im Weiteren noch auszugestaltenden Vermittlung der Theorie und eines Transfers der Methode auf das Feld von Gesellschaft), zum anderen den (Post-)Apokalypse-Diskurs, insofern dieser die Auseinandersetzung mit der Zeit zwischen der Offenbarung eines kommenden Endes und dem Eintreten dieses Endes adressiert und zudem Überlegungen dazu anzustellen erlaubt, wie ein Umgang mit der Verunsicherung angesichts der Bedrohung der Welt, wie man sie kannte, gelingen oder – in Richtung einer Angstvermeidung auf Kosten anderer – misslingen kann.

In Kap. 2 werde ich darauf aufbauend den methodischen Rahmen der vorliegenden Untersuchung weiter konkretisieren. Dazu werde ich die klinische Methode der Psychoanalyse genauer beschreiben und ihren Transfer auf außerklinische Felder skizzieren. Dies wird in die methodische Kennzeichnung der sogenannten »Angewandten Psychoanalyse« führen samt der Diskussion der spezifischen Probleme und Lösungen, die sich dafür ergeben. Zum methodischen Rahmen gehört ferner der Rückgriff auf bestehende psychoanalytische Konzeptionen der Zeitlichkeit (die Dynamik des »fear of breakdown« im Sinne Winnicotts, 1974, oder die Nachträglichkeit), die ich genauer erörtern werde. Dies ermöglicht schließlich eine Diskussion dessen, was unter einem psychoanalytischen Blickwinkel als »Zeitgeschehen« auf gesellschaftlicher Ebene verstanden werden kann.

Kap. 3 wird sich in einer ersten Anwendung dann der Bedeutung eines gestörten Zeiterlebens sowie Vorstellungen von einem Untergang der Welt oder des Selbst bei psychischen Störungen widmen. Dazu werde ich zunächst allgemeine psychoanalytische Störungsmodelle präsentieren und auf das Bild der »inneren Couch« zu sprechen kommen, als Bezeichnung für eine zu erlangende Fähigkeit der Selbstreflexion und inneren Abwägung. Ich werde darstellen, warum sich in einer Betrachtung der Psychologie des Zeiterlebens ein besonderer Bereich präsentiert, in dem Gesundheit und Krankheit genauer fassbar werden. Eine besondere Bedeutung erfährt hier die Tatsache der Endlichkeit des individuellen Lebens.

Daran anknüpfend geht es um Zeiterleben und Untergangsvorstellungen bei einigen spezifischen psychischen Erkrankungen: Für die Schizophrenie kann dabei von einem Weltuntergang die Rede sein, insofern die personale Kontinuität und Identität (sowohl im Zeitverlauf als auch in der Begegnung mit der personalen Umwelt) immer wieder in Frage steht oder zerfällt. Tiefgreifende Verunsicherung kann sich in (paranoiden) Vorstellungen von existenzieller Bedrohung äußern. In der Depression ist das Zeiterleben oft insofern gestört, als Zeit nicht zu vergehen scheint, sich wie Kaugummi zieht und von der Zukunft keine positiven Ereignisse erwartet werden können. Als Ausgangspunkt einer solchen Dynamik kann oft ein als existenziell erlebter Verlust gesehen werden. Für Angststörungen kann als Nächstes in allgemeiner Hinsicht gesagt werden, dass es um das Fehlen von Vorstellungen einer Bewältigbarkeit dessen geht, was in der Zukunft liegt (insbesondere bei der generalisierten Angststörung). Es besteht nur wenig Spannungstoleranz oder Zuversicht darin, dass mit etwas vor einem Liegenden, erst recht dem Unbekannten, ein Umgang gefunden werden kann. Man kann dabei von einem Verhaftetsein in der Zukunft (und den begleitenden negativen Erwartungen) sprechen. Bei Traumafolgestörungen kann ebenfalls die Struktur des subjektiven Zeiterlebens ins Zentrum einer psychoanalytischen Betrachtung gesetzt werden: Eine massive physische und/oder psychische Disruption hat zur Folge, dass Vergangenes aufgrund der Überwältigung nicht repräsentiert oder verarbeitet werden kann und sich so zum einen in einer permanenten Anwesenheit in die Gegenwart vermittelt (etwa in Flashbacks) und zum anderen die Erwartung eines zukünftigen Zustands des erneuten Überwältigtseins entstehen lässt. Hier kann man ein Verhaftetsein in der Vergangenheit als kennzeichnend ausweisen. Schließlich werde ich auf das Bild des Weltuntergangs bei demenziellen Erkrankungen zu sprechen kommen. Dabei wird der konkrete Untergang einer Welt, wie man sie kannte – und sich darin –, von zentraler Bedeutung sein.

Eine zweite Anwendung folgt in Kap. 4, nun im Hinblick auf die Auseinandersetzung des Menschen mit (post-)apokalyptischen Zuständen und Prozessen, mit denen er sich gegenwärtig konfrontiert sieht. Hier wird es eine wichtige Rolle spielen, den Umgang mit der Verunsicherung, die mit dem Verlust des Bekannten einhergeht, und einer Zukunft, von der nichts gewusst werden kann, in den Blick zu nehmen. Dieser Umgang kann in einer Angstvermeidung auf Kosten anderer bestehen oder in einer Angstbewältigung, die auf der Anerkennung von Verunsicherung und notwendiger Trauerarbeit beruht und auf den Dialog mit einem anderen hinführt. Ich werde dazu zunächst einige Aspekte vertiefen, nämlich die Stellung des Menschen und des Planeten in der Gegenwart und unterschiedliche Figuren eines »Posthumanismus«. Aufbauend darauf werde ich Klimakrise, einschließlich des Verlustes von menschlichen und nichtmenschlichen Lebensräumen, geopolitisch und klimabedingte Migration sowie politische/religiöse Radikalisierung und Gewaltausübung (auch in Form von Kriegen) in den Blick nehmen – sowie deren Folgen im Hinblick auf Verunsicherungen, die in die Entgleisung in Richtung gruppenbezogener Menschenfeindlichkeit führen kann, untersuchen.

In Kap. 5 schließlich setze ich mich mit den Möglichkeiten einer Veränderung auseinander. Der Blick der Psychoanalyse auf klinische

Veränderungsprozesse, aber auch auf ihren eigenen weiter gefassten emanzipatorischen Auftrag und Anspruch wird dabei leitend sein und auf die Figur »katastrophischer Veränderungen« hinauslaufen – also die Figur einer gemeinsam erfahrenen existenziellen Erschütterung und Verunsicherung. Auf einer übergeordneten Ebene kann dann auch etwas über die Aufgaben einer postapokalyptischen Gesellschaft in Richtung von Zeiterleben und Verunsicherungstoleranz gesagt werden. Die Psychoanalyse kann hier ein Modell bereitstellen, wie ein dialogisch getragenes Begegnen und Durcharbeiten von Verunsicherungen es ermöglicht, Ängste zu bewältigen, statt sie auf Kosten anderer zu vermeiden. Überlegungen zu den Grenzen der Psychoanalyse, aber auch zu deren Beitrag zu interdisziplinärer Betrachtung und Forschung schließen das Kapitel ab, bevor in Kap. 6 ein Ausblick erfolgt – sofern angesichts der Thematik des vorliegenden Buchs und der darin entwickelten Annahmen überhaupt von einem Ausblick gesprochen werden kann.

Einige Bemerkungen sind außerdem zur Positionalität zu machen, aus der heraus dieses Buch verfasst ist. Sowohl mein persönlicher Ausgangspunkt als Wissenschaftler, Psychotherapeut und »Privatperson« als auch die Psychoanalyse samt ihres Verständnisses psychischer Erkrankungen als primärer Zugangsweg für die vorliegende Untersuchung (ebenso wie der überwiegende Teil der Referenztheorien, die ich heranziehe) lassen sich als etwas ausweisen, das fest in den Privilegien und Perspektiven des Globalen Nordens verankert ist. Damit meine ich konkret, dass ich mit den krisenhaften Zuständen und Prozessen, die ich beschrieben habe, verglichen mit anderen Gruppen, doch relativ wenig direkt, sondern nur mittelbar konfrontiert bin: Ich lebe nicht in Armut, bin in aller Regel nicht von Ausgrenzung oder Diskriminierung betroffen. Die Kriege der Welt bedrohen nicht meine alltägliche persönliche Lebensführung (allenfalls emotional), ich bin weder politisch noch religiös verfolgt oder bedroht (wenngleich auch die politische Radikalisierung in Deutschland Grund zur Sorge liefert), ebenso wenig sind es die meisten der Menschen in meinem unmittelbaren persönlichen sozialen Umfeld. Der Klimawandel wirkt sich zwar noch am konkretesten darauf aus, wie ich mein Leben führen kann, aber auch hier sind meine Möglichkeiten, damit umzugehen, doch eher privilegiert: Ich kann in klimatisierten Räumen leben, schlafen und arbeiten, ich habe Zugang zu Wasser und finanziellen Ressourcen und bin in der Wahl meines Lebensmittelpunkts denkbar frei. Bedrückend ist das Ganze dadurch nicht weniger. Aus dieser Position heraus entwickele ich die Gedanken des vorliegenden Buchs.

Über Krisen, Katastrophen, Apokalypsen und den Untergang von Welten nachzudenken, bedarf der Anerkennung dessen, dass das Ende der Welt »relativ« ist. Der spezifische Zusammenbruch eines Wirtschaftssystems beispielsweise oder allgemein eine Veränderung der »Koordinaten« des Lebens und Zusammenlebens ist nicht für alle Menschen in allen Regionen der Welt dieselbe Art von Ereignis, es ist noch nicht einmal für alle Menschen gleich relevant oder gleich katastrophisch (im Gegenteil!). Nichtsdestoweniger schreibe ich aus der beschriebenen Perspektive, was ohne Zweifel eine Eingrenzung bedeutet. Allerdings hoffe ich, dass dieser spezifische Beitrag, nämlich ein solcher, den ich aus meiner wissenschaftlichen und psychoanalytischen Perspektive leisten kann, eine relevante Perspektive auf das Geschehen in der Welt, und zwar sowohl der Welt der psychischen Erkrankungen und deren Behandlung als auch der Welt in einem globalen psychosozialen Zusammenhang, zur Verfügung stellt.

Bedanken möchte ich mich bei allen Personen, die ich anlässlich meines Stipendiums (Oktober 2023 bis Juli 2024) am Käte Hamburger Centre for Apocalyptic and Post-Apocalyptic Studies an der Universität Heidelberg kennengelernt habe, insbesondere den beiden Direktoren Robert Folger und Thomas Meier, für die Möglichkeiten, meine Überlegungen dort entwickeln und durch Diskussionen weiterführen zu können. Darüber hinausgehend hat das vorliegende Buch von Unterhaltungen mit Ceren Doğan, Thomas Meier und John-Dylan Haynes wesentlich profitieren können. Lea Schneider danke ich für das Erstellen der Grafik auf S. 126.

Außerdem gebührt Sandra Aichele, Ulrike Albrecht und Maren Klingelhöfer vom Klett-Cotta Verlag mein Dank für die freundliche und wertschätzende wie auch fachlich kompetente Unterstützung während der Arbeit an diesem Buch.

KAPITEL 2

Zugänge zu Krisenzuständen und krisenhaften Prozessen

Im folgenden Kapitel soll es darum gehen, einige methodische Grundlagen zu klären bzw. zu konkretisieren. Das betrifft die Vermittlung psychoanalytischer Theorie und den Transfer der psychoanalytischen Methode auf das Feld der Gesellschaft ebenso wie die Betrachtung von Zeitlichkeit und Zeiterleben als zentrale Untersuchungskategorie.

2.1 Die klinische Methode der Psychoanalyse

Die Psychoanalyse ist zwar nicht darauf beschränkt, eine klinische Behandlungsmethode zu sein (sondern schließt, wie erwähnt, auch eine allgemeine Theorie des Psychischen und eine Methodologie zur Untersuchung psychischer Phänomene ein), aber sie entsteht aus diesem Bereich. Freud entwickelt sie aus den Erfahrungen in seiner nervenärztlichen Praxis. Dort stellt er fest, dass und inwiefern die Psychoanalyse »nichts anderes« ist »als ein Austausch von Worten« (Freud 1916/17, S. 9). Das ist ja rätselhaft genug: Wie kann sich etwas verändern, im Hinblick auf individuelles psychisches und psychosomatisches Leiden, indem jemand sich in Worten an ein Gegenüber richtet? Es ist Josef Breuers Patientin Anna O., die die Psychoanalyse als eine »talking cure« ausweist, zunächst als ein »chimney sweeping«, da im ganz eigentlichen Sinn etwas »aberzählt« wird (Breuer, 1895).

Auch wenn einer Figur der bloß kathartischen Wirkung nicht in aller Ausschließlichkeit gefolgt werden muss, so bleibt doch für die Psychoanalyse als Behandlungsmethode zentral, dass eine Veränderung durch das Gespräch erfolgen kann. Es lohnt sich, das in zeitgenössischer Perspektive genauer zu untersuchen (wenngleich beachtet werden muss, dass sich dies in unterschiedlichen psychoanalytischen/psychodynamischen Schulrichtungen durchaus unterschiedlich beschreiben lässt).

2.1.1 Zerlegen

Die Psychoanalyse wird von Freud (1919a, S. 185) als Analyse, als eine Zerlegung bestimmt. Das hat einen deutlichen Bezug zur Helmholtz-Schule des mittleren 19. Jahrhunderts und zu dem durch sie vertretenen Anspruch, dass sich psychische Prozesse analog zu einer physikalisch-chemischen Analyse beschreiben lassen sollen, das heißt in einer Rückführung auf ihre elementaren Bestandteile oder Gesetze, nach denen etwas zustande kommt. Auch Freud geht es darum, psychische Phänomene in ihre Bestandteile zu zerlegen, sie also derart zu analysieren, dass gesagt werden kann, was, dem Sichtbaren oder eben bewusst Wahrnehmbaren unterliegend, die einzelnen (Trieb-)Elemente sind, die ein psychisches Phänomen zustande kommen lassen.

Die Analyse (statt einer Synthese) zerlegt etwas in seine Bestandteile und untersucht seine Zusammensetzung und sein Entstandensein. Das kann Symptome einer psychischen Erkrankung betreffen oder zum Beispiel auch das Narrativ, das jemand sich in Bezug auf sich selbst und andere bildet. Die Synthese hingegen, so Freud (1919a), kommt dem »Ich des Kranken« zu, wird von diesem geleistet – die Aufgabe des Analytikers oder der Analytikerin besteht »nur« darin, etwas zu analysieren und damit diese Art der (symptomatischen, dysfunktionalen) Konfliktlösung psychisch unbrauchbar zu machen. Da dies, angstauslösend, wie es auch ist, im Rahmen der analytischen Beziehung geschieht, ist es aushaltbar und der Weg in die Offenheit zukünftiger anderer Konfliktlösungen kann gefunden werden. Hier ist kurz zu erwähnen, dass das Konfliktmodell zur Erklärung psychischer Störungen und deren Entstandensein nur eines unter mehreren ist. Es gibt Fälle analytischer Praxis, in denen es nicht angezeigt ist, darauf zu setzen, dass das Ich des Kranken schon zu neuen, eigenen und funktionstüchtigeren Synthesen kommen wird (Kap. 3.2 für die Störungsmodelle), so dass Anpassungen der sogenannten Standardtechnik erforderlich sind.

2.1.2 Die analytische Beziehung

Nun kann gesagt werden, dass das wohl wichtigste Element für eine solche Analyse als Zerlegung, die etwas auf seine Bestandteile und sein Entstandensein zurückzuführen versucht, die analytische Beziehung ist. Üblicherweise unterscheidet man hinsichtlich der interpersonellen Beziehung in einer Psychotherapie drei Betrachtungsebenen (vgl. z. B. Gelso, 2014): die Arbeitsbeziehung (für die entscheidend ist, dass es eine bestimmte Rollenverteilung gibt, Behandlungsziele und Verständigungen darüber sowie einen äußeren Rahmen u. a.), die »reale« Beziehung (also der Umstand, dass sich hier zwei Personen mit bestimmten Merkmalen begegnen, die einander sympathisch oder nicht, ähnlicher oder weniger ähnlich sein können) und die Übertragungs-Gegenübertragungs-Beziehung.

Unter Übertragung versteht man, in ganz allgemeinem Sinn, die Reinszenierung verinnerlichter Beziehungsmuster in aktuellen Beziehungen (vgl. Storck, 2020a). Diese Phänomene tauchen aufgrund des spezifischen Settings in Psychotherapien besonders häufig, deutlich und intensiv auf und das Vorgehen in einer psychoanalytischen Behandlung fördert sie. Dabei sollte man sich diese Art der Reinszenierung oder Wiederholung nicht schematisch vorstellen und auch nicht als etwas, das dann einem Patienten oder einer Patientin schlicht erläutert würde, damit es in der Folge verändert werden kann.

Lacan (1964, S. 244) geht davon aus, dass in den Augen eines Patienten oder einer Patientin, der oder die eine Psychoanalyse beginnt, der Analytiker oder die Analytikerin ein »sujet supposé savoir« ist, ein Objekt, dem Wissen unterstellt wird. Das bedeutet, dass jemand, der sich in Analyse begibt, zunächst den Analytiker oder die Analytiker als eine Person erlebt, die Wissen zur Verfügung stellen kann – beispielsweise über das Wesen psychischer Erkrankungen und geeignete Wege, diese zu bewältigen. Daran ist nichts Verkehrtes und in der Tat gibt es ja auch ein professionelles therapeutisches Angebot, dass genau deshalb besteht und ethisch vertretbar ist, weil die therapierende Person »sich damit auskennt«. Auf der Ebene der Übertragung hingegen stellt sich diese Dynamik anders dar: Hier geht es darum, die Bedeutung dieses »unterstellten Wissens« zu explorieren.

Denn die Zuschreibung/Unterstellung, ein wissendes Gegenüber zu sein, ist seitens des Analytikers oder der Analytikerin nicht zu übernehmen, und das ist entscheidend für die analytische Haltung. Gemeint ist damit, dass Erwartungen an den Analytiker oder die Analytikerin bestehen, ein Experte oder eine Expertin zu sein und aus dieser Position heraus eine Behandlung durchzuführen, etwa in Anleitungen. Stattdessen aber ist Expertentum gerade nicht angezeigt, sondern das Angebot einer analytischen Beziehung anzustreben, in die sich unterschiedliche Beziehungsmuster hinein entwerfen können. Erst dann zeigt sich etwas von der (abgewehrten) innerlichen Welt der Repräsentanzen von Selbst und Objekt. Nur auf diese Weise können individuelle Ängste ja wirklich psychisch bewältigbar werden, nicht dadurch, dass jemandem ein starker Schutz an die Seite gestellt wird (natürlich hilft dieser, aber nicht dabei, auf der Basis struktureller psychischer Veränderungen eigene Gestaltungsmöglichkeiten zu etablieren).

Die Erwartung, es mit einem Experten oder einer Expertin zu tun zu haben, ist auf der Ebene des Arbeitsbündnisses einer Therapie nicht gänzlich verkehrt, immerhin handelt es sich um eine asymmetrische professionelle Beziehung, in der die eine Person zu Recht davon ausgeht, dass die andere Person das Vermögen hat, hilfreich zu sein. Aber die beschriebene Erwartung ist zugleich auch als eine Übertragung anzusehen. Davon ist die Gegenübertragung, als Beantwortung der Übertragung in Gefühlen, Fantasien, Gedanken, u. U. auch leiblichen Reaktionen seitens des Analytikers oder der Analytikerin, nicht zu trennen. Das Zusammenspiel von Übertragung und Gegenübertragung und deren Reflexion liefert eine wichtige Grundlage dafür, dasjenige in den Blick zu nehmen, das dem bewussten Erleben im Sinne der Introspektion noch nicht zugänglich ist (meist weil es mit unaushaltbar erscheinenden Affekten, die es mobilisieren würde, abgewehrt wird).

Die Reinszenierung von verinnerlichten Beziehungsmustern auf Seiten des Patienten oder der Patientin wird unter dem Gesichtspunkt des Übertragungskonzepts betrachtet. Wie erwähnt, dienen zentrale Elemente des psychoanalytischen »Arrangements« der Vertiefung dieser Prozesse: der Umstand, dass ein Patient oder eine Patientin auf der Couch liegt, während der Analytiker bzw. die Analytikerin im Sessel hinter dem Kopfende sitzt; der Umstand, dass drei bis vier oder mehr

Behandlungsstunden in einer Woche stattfinden; die allgemeine psychoanalytische Haltung.

2.1.3 Die analytische Haltung

Der Begriff der Haltung ist in der Psychoanalyse nicht allzu gut definiert, für die methodische Grundausrichtung aber zentral. Eine analytische Haltung ist von einem abwartenden Zuhören bestimmt (vgl. z. B. Zwiebel, 2013), was dem Zweck dient, dass sich Übertragungsprozesse entfalten und Gegenübertragungsaspekte reflektiert werden können. Sie ist außerdem geprägt von Abstinenz: also dem Zurückhalten eigener »Befriedigungen« oder Beruhigungen, so dass der Patient oder die Patientin die Analyse und die Beziehung für sich nutzen können, ohne dass diese konkret oder emotional vom Analytiker oder von der Analytikerin zu eigenen Zwecken »missbraucht« werden. Und sie ist geprägt von technischer Neutralität: also dem Zurücktreten eines »Parteiergreifens« für bestimmte innere Anteile oder Instanzen in der psychischen Welt des Patienten oder der Patientin, zum Beispiel von moralischen Bewertungen, Ermutigungen zur Impulsivität oder zu sozialen Anpassungsleistungen.

Beides, Abstinenz und Neutralität, dient nicht nur allein ethischen Gesichtspunkten, sondern ermöglicht auch, dass sich Unbewusstes zeigt und untersucht werden kann. Die analytische Haltung bedeutet daher auch, sich erreichen und unter Umständen erschüttern lassen zu können, ohne die Vorbereitung von Expertenwissen, Vorhersagbarkeit oder Steuerung. Es ist der *Rahmen* der Psychoanalyse, der verbindlich und verlässlich sein muss, damit sich die Prozesse im Schutz eines solchen Rahmens entfalten können. Das ist mit einer Minimalstrukturierung des Prozesses in der Psychoanalyse gemeint, es handelt sich nicht um eine Minimalstrukturierung des Settings! Nur wenn die äußeren Bedingungen der Behandlung (also das Setting) klar sind, kann man sich dem Ungewissen analytischer Prozesse aussetzen.

Entlang dieser Linie sind auch die beiden sogenannten psychoanalytischen Grundregeln zu verstehen, nämlich die einzunehmende Haltung einer gleichschwebenden Aufmerksamkeit auf Seiten des Analytikers oder der Analytikerin und die Forderung nach freier Assoziation auf Seiten des Patienten oder der Patientin. Patient:innen sollen ohne Vorab-Zensur oder Orientierung an Logik, Diskursregeln oder möglicher Tabuisierung oder Irrelevanz alles sagen, was ihnen spontan einfällt, und dies soll die Bewegungen von »Wunschanziehung« und »Seitenbesetzung« (Freud, 1950a, S. 415 ff.) in der Struktur der psychischen Welt darstellen. Meist bedeutet das, dass sich gerade die Abwehrbewegungen zeigen, nicht unmittelbar Unbewusstes. Analytiker:innen hingegen sollen gleichschwebend aufmerksam sein, also nicht von einer Vorab-Priorisierung dahingehend ausgehen, was sie erfragen oder worauf sie »genauer« hören wollen. Beides sind paradoxe Regeln: Die freie Assoziation ist ja gerade nicht frei, sondern bestimmt von Wunsch und Abwehr, und der Wert der gleichschwebenden Aufmerksamkeit liegt gerade darin, dass sie in bestimmten Momenten nicht mehr aufrechterhalten werden kann, weil etwas in der Rede des Patienten oder der Patientin die Aufmerksamkeit erregt. Beide Grundregeln kennzeichnen, dass es für beide Beteiligten um ein Sichüberlassen geht.

2.1.4 Deuten

Das analytische Zuhören stößt also auf Momente, in denen es sich verändert. Im Anschluss an Überlegungen Wolfgang Lochs hat Hinz (2009) zwischen optionalen Deutungen (die gegeben werden *können*) und einer aktualen Deutung (die gegeben werden *muss*) unterschieden. Es kann immer allerlei gedeutet werden, vieles in der Rede eines Patienten oder einer Patientin ist es wert, adressiert zu werden. Die Annahme besteht aber auch, dass im voranschreitenden Prozess des Zuhörens eine Art Verdichtung entsteht, die (eben weil die gleichschwebende Aufmerksamkeit kollabiert und sich eine affektive Dringlichkeit auf Seiten des Analytikers oder der Analytikerin einstellt) hervortreten lässt, dass es sich an einem spezifischen Punkt einer analytischen Stunde um eine Art Knotenpunkt oder Nabel (Freud, 1900a, S. 530) handelt, an dem sich eine Deutung herauskristallisiert, die ausgesprochen wird. Das ist die aktuale Deutung, die aus dem »Pool« optionaler, also möglicher Deutungen heraustritt.

Weiter oben habe ich bereits herausgestellt, dass die Form einer Deutung dabei nicht selbst schon eine Einsicht transportiert (es wäre ja die

Einsicht des Analytikers bzw. der Analytikerin), sondern die Möglichkeit bereitstellt, dass auf sie mit Einsicht geantwortet werden kann, was die Deutung zu einem Prozesselement der Psychoanalyse macht.

Unter den Deutungen kommt der Übertragungsdeutung eine besondere Rolle zu, da mit ihr die direkteste Form von Aktualisierung und Präsenz verbunden ist sowie die geteilte Erfahrung, wie sich etwas anfühlt. Ich werde darauf im Zusammenhang mit der katastrophischen Veränderung zurückkommen (Kap. 5.3). Nicht jede Übertragungsdeutung hat eine Katastrophe zur Grundlage, aber es ist damit markiert, dass Veränderung in der Psychoanalyse mit einer Gegenwärtigkeit, mit einem Hier und Jetzt, zu tun hat. In Verbindung mit den Bedeutungen des subjektiven Zeiterlebens bei psychischen Erkrankungen (Kap. 3) wird sich die Relevanz der Gegenwärtigkeit genauer zeigen lassen.

Die Deutung verfolgt dabei auf eine gewisse Weise natürlich Ziele, jedoch nur selten bezogen auf die Förderung einer ganz bestimmten Einsicht. Grundlegend ist das die Analyse als solche, wie oben erwähnt: die Zerlegung von etwas in seine Bestandteile und die Untersuchung seines Entstandenseins. Das Ziel dabei ist das Erreichen einer größeren Freiheit und Offenheit. Gemäß der Veränderungsmodelle der Psychoanalyse (genauer in Kap. 3.2.3) können die Ziele einer Deutung – konkreter das Fördern von Einsicht – im Ermöglichen einer korrigierenden emotionalen (Beziehungs-)Erfahrung oder im (Weiter-)Entwickeln der Fähigkeit zur Symbolisierung bzw. Mentalisierung bestehen. Es soll dem Individuum möglich werden, einen Zugang zu seinen unbewussten Motiven zu haben (Einsicht), mit anderen Erwartungen darauf zu blicken, was zwischen ihm und anderen passiert ist und passieren wird (korrigierende emotionale Erfahrung), und sich insgesamt einen Reim darauf machen zu können, was die eigene Innerlichkeit und die Innerlichkeit eines Gegenübers sein kann (also auf Prozesse der Symbolisierung bzw. Mentalisierung zurückzugreifen). Gerade der Aspekt einer Einsicht im Spannungsfeld aus Erinnerungen und Erwartungen verweist dieses Geschehen auf die Dimension der Zeitlichkeit bzw. des Zeiterlebens und wird noch genauer zu explorieren sein.

2.2 Was ist »Angewandte Psychoanalyse«?

Recht früh in der Geschichte der Psychoanalyse hat sich der Ausdruck »Angewandte Psychoanalyse« für Betätigungen der Psychoanalyse durchgesetzt, die sich nicht der klinischen Behandlung von psychisch erkrankten Menschen widmen. Die Bezeichnung ist dabei irreführend bzw. unplausibel, denn natürlich handelt es sich auch bei dem, was im Behandlungszimmer geschieht, um die Anwendung der psychoanalytischen Methode, ja sogar um dasjenige Feld, in dem deren Grundpfeiler zu bestimmen sind. Trotzdem wurde der Ausdruck »Angewandte Psychoanalyse« gewählt, wohl auch um den Charakter eines Transfers auf andere Felder zu kennzeichnen, der gemäß der Dreifach-Definition der Psychoanalyse (Theorie des Psychischen, Behandlungsverfahren, Methodologie) möglich ist und wodurch diese sich von anderen psychotherapeutischen Behandlungsverfahren unterscheidet.

Dabei ist von ganz entscheidender Bedeutung, dass das, was aus dem Behandlungszimmer transferiert wird, nicht die *Theorie* ist, sondern die *Methode*. Das ist in der Geschichte der Psychoanalyse nicht immer ganz klar gewesen – es lassen sich einige Beispiele dafür finden, dass, gerade in der Psychoanalyse von Kunst und Kunstwerken, diesen nur Theorieversatzstücke übergestülpt werden. Dass man dann allerorts ödipale Verstrickungen findet, überrascht nicht. Aber was ist damit gewonnen zu behaupten, dass Hamlet einen Ödipuskomplex hatte, wie Pietzcker (2011) zu Recht, und zwar gerade methodenkritisch anmerkt? Psychoanalytische Theorie »wiederzufinden« kann mit dem Wiederfinden selbst versteckter Ostereier verglichen werden, wie es Thomä und Kächele (2006) in leicht anderem Kontext herausgestellt haben. Das ist erstens wenig ergiebig und zweitens »verschenkt« es methodisch und damit wissenschaftlich getragene Erkenntnisse, die psychoanalytisch erlangt werden können. Gleichwohl kommt Theorie ins Spiel, wenn es darum geht, etwas psychoanalytisch zu verstehen, allerdings erst später im Prozess, wie noch zu zeigen sein wird.

Es geht also um einen Transfer der Methode, aber, wie oben erwähnt, nicht umstandslos. Der Transfer der Behandlungsmethode (und der damit verbundenen Erkenntnishaltung) auf andere Felder muss zunächst einmal ja berücksichtigen, dass es sich dann nicht um die gleiche Situation handelt, in der ein Analytiker oder eine Analytikerin es mit einem personalen Gegenüber zu tun hat, das das Gespräch sucht, um von psychischem Leidensdruck befreit zu werden.

Hinsichtlich der Überlegungen, was beim Transfer der Methode zu beachten oder womöglich anzupassen ist, kann von der allgemeinen Annahme ausgegangen werden, dass es sich bei der psychoanalytischen Erkenntnismethode um ein reflektiertes In-Beziehung-Stehen handelt. Es ergeben sich dann drei spezifische Probleme für den Methodentransfer:

- Was ist eine Entsprechung der *freien Assoziation*, wenn nicht die psychische Welt eines Patienten oder einer Patientin untersucht wird?
- Kann man von Prozessen der *Übertragung und Gegenübertragung* sprechen, wenn der Untersuchungsgegenstand ein gesellschaftliches Phänomen oder ein entsprechender Prozess ist?
- Gibt es eine Entsprechung der *Deutung*, wenn »Veränderung« nicht ein Individuum, sondern eine gesellschaftliche Haltung oder Fähigkeit zur Selbstreflexion sein soll?

Wie für die Psychoanalyse von Kunst muss auch für das Vorgehen in einer psychoanalytischen Gesellschaftskritik als weitere Form einer »Angewandten Psychoanalyse« auf diese Problembereiche eine Antwort gefunden werden.

2.2.1 Drei Probleme im Methodentransfer

Für die freie Assoziation ist zu sagen, dass im Fall eines gesellschaftlichen Prozesses oder Phänomens nicht davon auszugehen ist, dass das Phänomen unter dem Blickwinkel »spontaner« Einfälle betrachtet werden kann, jedenfalls nicht auf der Objektseite einer psychoanalytischen Untersuchung. Was sich zeigt, wird ja nicht in Antwort auf eine methodische Empfehlung gegeben und vor allem auch zunächst unabhängig von der Tatsache einer Untersuchung oder der untersuchenden Person. Es richtet sich nicht bereits an einen Analytiker oder eine Analytikerin. Allerdings kann dafür argumentiert werden, dass dann stattdessen umso mehr die (freien) Assoziationen der psychoanalytisch untersuchenden Person beachtet werden. Es liegen im Fall Angewandter Psychoanalyse also beide Grundregeln auf der Seite des oder der Untersuchenden, die gleichschwebende Aufmerksamkeit und die freie Assoziation. Somit werden die Einfälle des oder der Untersuchenden gesammelt und auf ihre Bedeutung befragt (oft mit besonderer Beachtung einer Interpretationsgruppe).

Das Konzept der Übertragung im klinischen Sinn ist daran gebunden, dass ein Individuum vor dem Hintergrund der Geschichte seiner Beziehungserfahrungen (einschließlich der Fantasien darüber) etwas in der analytischen Behandlungsbeziehung re-inszeniert. Anders gesagt: Das Konzept ist eng verbunden mit einer motivations-, entwicklungs- und persönlichkeitspsychologischen Sicht auf ein Individuum. »Übertragung« steht in einem konzeptuellen Feld mit »Unbewusstes«, »Konflikt«, »Objektrepräsentanz« und anderen (in einer konzeptuellen »Konstellation«, Storck, 2025c). Ein gesellschaftliches Phänomen hat keine Biografie, zwar eine Entstehungsgeschichte, aber keine »psychische« Biografie im hier gemeinten Sinn. Das lässt es zweifelhaft erscheinen, ob überhaupt davon gesprochen werden kann, dass sich eine Übertragung eines gesellschaftlichen Phänomens auf den Untersucher oder auf die Untersucherin herstellt – der Klimawandel weiß nichts davon, dass er psychoanalytisch untersucht wird, er hat auch keine frühen Bezugspersonen, hinsichtlich derer er Konflikthaftes auf einen psychoanalytischen Klimaforscher oder eine Klimaforscherin überträgt. Entsprechend kann auch schwer dafür argumentiert werden, dass die emotionale Reaktion des Forschers oder der Forscherin auf zum Beispiel den Klimawandel als Gegenübertragung zu bezeichnen ist – beide Konzepte und die damit gemeinten Prozesse, Übertragung und Gegenübertragung, lassen sich nur als Begriffspaar verstehen. Und selbst noch ein Forenbeitrag im Internet, in dem eine konkrete Person (die dann ja eine psychische Entwicklungsgeschichte und Struktur hätte) sich zum Klimawandel äußert, könnte nicht unter der Perspektive von Übertragung und Gegenübertragung untersucht werden, denn der Gegenstand dieser Untersuchung wäre ja »nur« der Foreneintrag, nicht die Person, die einer psychoanalytischen Untersuchung im Dialog in dieser Form schließlich nicht zugänglich ist.

Gleichwohl muss nicht darauf verzichtet werden, dieses doch zentrale Moment der psychoanalytischen Methode für eine Angewandte Psychoanalyse bzw. psychoanalytische Gesellschaftskritik in Anspruch zu nehmen. Es lässt sich dafür argumentieren, dass die emotionale »Antwort« auch auf ein Kunstwerk oder ein gesellschaftliches Phänomen aus psychoanalytischer Sicht unter dem Aspekt einer »quasiintersubjektiven« Beziehung, also der Beziehung zu einem »Quasi-Subjekt«, verstehen lässt (vgl. Bergande, 2007, im Anschluss an Hegel; außerdem: Soldt, 2009; Storck, 2013).

In der Auseinandersetzung mit einem auf diese Weise verstandenen Gegenüber kann psychoanalytisch-selbstreflektierend untersucht werden, welche Gefühle oder Fantasien sich in Auseinandersetzung mit einem gesellschaftlichen Phänomen einstellen und welche Ideen zum Verständnis einer solchen Beziehungsszene zwischen Untersucher:in und Gegenstand sich ergeben. Hier ist zu beachten, dass diese Art der forscherischen Subjektivität Ausgangspunkt und Mittel des Verstehens ist, nicht Selbstzweck oder Ziel. Anders gesagt: Eine psychoanalytische Gesellschaftskritik endet nicht darin, den eigenen emotionalen Eindruck zu formulieren, sondern etwas über die Struktur des Phänomens unter psychoanalytischer Perspektive zu sagen, das heißt hier: über das Verhältnis der manifesten zur latenten Bedeutung. Das methodische Problem einer fraglichen Entsprechung von Übertragung und Gegenübertragung kann darüber gelöst werden, die (quasiintersubjektive) Beziehungsszene zum Ausgangspunkt des Verstehens zu nehmen (wie von Lorenzer, 1986, im szenischen Verstehen als Teil der tiefenhermeneutischen Kulturanalyse dargestellt). Es findet sich auch hier also die psychoanalytische Methodologie des szenischen Verstehens wieder (vgl. Kap. 4.1.3).

Schließlich geht es noch um die Frage nach der Deutung. Ein wichtiges Element der klinischen psychoanalytischen Deutung ist noch nicht erwähnt worden, nämlich die Frage nach deren »Validität« bzw. Triftigkeit. Woher kann gewusst werden, dass eine Deutung hilfreich ist bzw. in der Tat Unbewusstes adressiert? Die Antwort der Psychoanalyse darauf lautet, dass sich das zum einen dadurch ergibt, dass die Deutung aus der Reflexion der analytischen Beziehungsszene erwächst (und einer sogenannten »szenischen«), und zum anderen daran bemisst, wie ein Patient oder eine Patientin auf die Deutung antwortet, also indem neues »Material« ins Erleben kommt (etwa eine Erinnerung oder Reflexion) und/oder Affekte zugänglich werden. Der Wert der Deutung liegt in deren Einfluss auf einen analytischen Prozess der offenen Auseinandersetzung mit sich selbst. Dort, wo einem Individuum gedeutet wird, was dem individuellen psychischen, bewussten Erleben unzugänglich bleibt (also »individuelles Unbewusstes«), ist die Antwort dieses Individuums entscheidend. Nun ist es zwar möglich, ein gesellschaftliches Phänomen zu verstehen (angesichts der Reflexion der Beziehungsszene, die sich zwischen Untersucher:in und Phänomen einstellt) und dieses Verstehen auch zu verbalisieren, aber verändert sich dadurch das gesellschaftliche Phänomen? Schert der Klimawandel sich darum, dass und wie ich ihn in seiner latenten Bedeutung verstehe? Die Antwort auf dieses methodische Problem stelle ich vorerst zurück und skizziere einige Aspekte eines gesellschaftlich Unbewussten, um danach auf die Frage zurückzukommen.

2.2.2 Das gesellschaftlich Unbewusste und die Frage der Deutung

Hier ist ein kurzer Exkurs über das Konzept eines gesellschaftlich Unbewussten erforderlich (vgl. Storck, 2025d, e). Psychoanalytische Konzepte beziehen sich auf das Individuum, in aller Regel zumindest. Zwar gibt es eine psychoanalytische Sozial- oder Kulturpsychologie, aber das Grundgerüst der psychoanalytischen Theorie bezieht sich auf individuelle psychische Prozesse, und diese Teildisziplinen der Psychoanalyse sind immer auch bereits interdisziplinär ausgerichtet, verknüpfen also in ihrem Gegenstand und in ihrem methodischen Zugang die Psychoanalyse mit anderen Richtungen.

Auch das (dynamisch) Unbewusste ist derart zu verstehen. Insofern ist die Rede von einer »narzisstischen Gesellschaft« oder dem »Über-Ich einer Nation« o. Ä. nicht überzeugend. Eine Gesellschaft oder eine Nation unterliegt nicht den Prozessen, die die Psychoanalyse für die Besetzung der Selbstrepräsentanz oder das Erleben von Schuldgefühlen beschreibt. Andererseits gibt es überzeugende Analysen wie zum Beispiel diejenige von Alexander und Margarete Mitscherlich (1967) über *Die Unfähigkeit zu trauern* in der deutschen Nachkriegsgesellschaft der 1940er- und 1950er-Jahre, in der kollektive Prozesse auf abgewehrte Schuldgefühle und Trauerprozesse zurückgeführt werden.

Mario Erdheim (2013) hat einen hilfreichen Vorschlag gemacht, wie die psychoanalytischen Möglichkeiten einer Gesellschaftsanalyse im Licht des Unbewussten genutzt werden können, ohne einen konzeptuellen Kategorienfehler zu begehen. Er argumentiert dafür, dass allen Mitgliedern einer sozialen Gruppe zwar auf individuelle Weise etwas unbewusst wird (durch das Wirken individueller psychischer Abwehrmechanismen), dass dies aber aufgrund derselben sozialen Umweltbedingungen geschieht, die auf die Einzelnen wirken. Wenn man etwa in Betracht zieht, was jemandem peinlich ist oder was jemand als schuldhaft erlebt, dann steht dies im Kontext gesellschaftlicher Auffassungen von Tabuisierung oder Verboten. Es wird dann zwar individuell verdrängt o. Ä., aber angesichts dessen, dass auf die Individuen einer Gruppe dieselben Mechanismen wirken. Dann hat nicht »die Gesellschaft« ein Unbewusstes, aber ihren Mitgliedern ist systematisch, jedem für sich, etwas »gesellschaftlich unbewusst«. Man kann sogar davon ausgehen, dass dieser Aspekt eine (Sub-)Dimension jeglichen individuellen Unbewussten darstellt.

Insofern kann gesagt werden, dass Unbewusstes und Gesellschaft etwas miteinander zu tun haben. Das bedeutet aber auch, dass die Deutung unbewusster Aspekte, die über das Individuum hinausgehende Einsichtsprozesse bewirken sollen, auf einer sozialen, gesellschaftlichen Ebene erfolgen muss statt auf der individuellen, wie im psychoanalytischen Behandlungszimmer. Einem Patienten oder einer Patientin als Individuum wird »Unbewusstes gedeutet« (das ist zu verstehen im oben entwickelten Sinn einer prozessualen, Einsicht ermöglichenden Wirkung der Deutung) und er oder sie antwortet darauf. Auf einer gesellschaftlichen Ebene, also dort, wo es darum geht, welche Bedingungen für individuelle Abwehr auf gesellschaftlicher Ebene vorherrschen, wird der Gesellschaft etwas dazu »gedeutet«, was latente Strukturen sind, die individuelle Abwehr fordern. Die Antwort, die über die Triftigkeit der Deutung entscheidet, ist hier eine solche auf einer sozialen, gesellschaftlichen Ebene. Das bedeutet auch, die Deutung sollte in einem gesellschaftlichen Rahmen gegeben, der Gruppe von Menschen entgegengehalten werden, über die sie etwas auszusagen versucht.

Die Deutung ist also »sozial«, öffentlich zu geben. Und sie bezieht sich konkret auf das Verhältnis zwischen einer manifesten und einer latenten Bedeutungsebene, sie adressiert die Spannung zwischen beiden und damit die latenten »Forderungen« der Gesellschaft an individuelles Erleben und Verhalten. Die Spannungen zwischen latenter und manifester Ebene sowie zwischen Individuum und Gesellschaft präsentieren sich dabei in Form von »Irritationen« (vgl. auch hierzu als Grundlage die oben bereits erwähnte von Lorenzer, 1986, methodologisch ausformulierte tiefenhermeneutische Kulturanalyse). Für die Filmpsychoanalyse habe ich diese Irritationen untergliedert in: Verstehenslücken, affektive Verdichtungen und semantische Knotenpunkte (Storck, 2024d), was sich auf die Gesellschaft und ihre psychoanalytische Betrachtung übertragen lässt.

2.2.3 Reichweite und Grenzen der Psychoanalyse

In der bisherigen Darstellung wurde zumindest implizit immer wieder die Frage berührt, wann angesichts des vorrangigen Transfers der Methode der Psychoanalyse nun die Theorie ins Spiel kommt. Ein psychoanalytisches Verstehen, eine Annahme über die latente Dynamik gesellschaftlicher Prozesse hat auch eine theoretische Form. Zepf und Hartmann (1989) haben den Vorschlag gemacht, psychoanalytisch von einem Verstehen und Begreifen auszugehen – das heißt von einem Prozess, in dem zu einem (szenischen) Verstehen auf der Basis des reflektierten In-Beziehung-Stehens zu einem Gegenüber ein Begreifen hinzukommt, also ein theoretisches Auf-den-Begriff-Bringen.

Für die klinische Psychoanalyse und insgesamt für die »konzeptuelle Kompetenz« in der Psychotherapie (Storck, 2023) kann die Perspektive eingenommen werden, dass ein Vermögen zur Konzeptualisierung der Erfahrung als ein Gelenkstück zwischen Fähigkeiten und Fertigkeiten verstanden werden kann. Damit ist gemeint, erkennen zu können, wann und wie ein konzeptuelles/begriffliches Wissen in welcher Weise eingesetzt wird, um zu begreifen, was vor sich geht. Dabei ist ferner zu berücksichtigen, dass Prozesse der Theoriebildung in allgemeiner wie in besonderer Hinsicht (also als Konzeptualisierung eines Phänomens) immer zugleich »bottom-up« und »top-down«

erfolgen, also in Wechselwirkung mit dem, was verstanden und begriffen werden soll.

Die Theorie kommt somit dort ins Spiel, wo aus der Reflexion der Beziehungsszene und den Annahmen zu den Bestandteilen und dem Entstandensein eines Phänomens eine Aussage, im vorliegenden Fall eine eigentliche Gesellschaftsanalyse, entsteht.

Auf einen letzten Aspekt möchte ich in diesem Abschnitt noch eingehen, nämlich auf die Frage der Grenzen einer (allein) psychoanalytischen Betrachtung gesellschaftlicher Phänomene. Das klinische Vorgehen der Psychoanalyse selbst ist für sich genommen nicht im eigentlichen Sinn interdisziplinär, auch wenn sie sich im Spannungsfeld zwischen Psyche und Soma bewegt und das Individuum auch in seinen makrosozialen Bildungsprozessen betrachtet. Für den Fall einer psychoanalytischen Kunsttheorie oder Gesellschaftskritik ist anzuerkennen, dass es sich um ein interdisziplinäres Feld handelt, in dem zumindest an einem gewissen Punkt der Verstehensbemühungen auch die anderen Disziplinen einbezogen werden sollten. Ohne dies bleibt auch der psychoanalytische Beitrag beschränkt oder droht, ins Leere zu laufen. Ich werde in Kap. 5.4.1 darauf zurückkommen.

2.3 Bewegte Zeiten: Zeitlichkeit als Kategorie des Denkens auf individueller und kollektiver Ebene

Warum lohnt es sich, die Zeitlichkeit und das subjektive Zeiterleben als eine Untersuchungskategorie im Hinblick auf (post-)apokalyptische Verunsicherung heranzuziehen? Zum einen ist darauf schon Bezug genommen, wenn die Apokalypse zentral über die Figur einer Offenbarung dessen bestimmt wird, dass es »so wie bisher nicht weitergeht«, oder die Postapokalypse verstanden wird als Zeitspanne zwischen der Ankündigung eines Endes der Zeit und dem Eintreten dieses Endes. Zum anderen kann ganz grundlegend darauf geblickt werden, weshalb und in welcher Weise Zeit für den Menschen eine leitende Kategorie ist.

2.3.1 Zeit als Zustandsverhältnis

Zeitlichkeit ist eine faszinierende Kategorie (vgl. z.B. Sieroka, 2018), vor allem weil sie an ganz entscheidenden Punkten auf Konventionen beruht. Zeit ist, um die englische Formulierung zu verwenden, eben gerade nicht »of the essence«, sie ist keine materiale Gegebenheit, auch wenn ihre mögliche physikalische Messung es suggeriert, dass sie als solche in der Welt zu finden wäre (vgl. dazu auch: Rovelli, 2014). Zeit ist nicht nur im Sinne von Zeit*einheiten* eine Konvention (natürlich könnte das, was »eine Stunde« genannt wird, auch einen ganz anderen Referenten haben, Zeiteinheiten haben nominell nicht mehr Essenz als die Namen von Monaten), sondern, und das ist das Interessantere, selbst noch im Zeit*verlauf* nichtessenzialistisch. Zeit, so die im Weiteren zugrunde gelegte Annahme, ist nicht mehr, aber auch nicht weniger als der Vergleich zweier Zustände miteinander.

Damit ist gemeint, dass »Zeit« das ist, was wir einsetzen, wenn wir zum Beispiel einen hellen Tageshimmel mit einem dunklen Nachthimmel vergleichen bzw. auf den Baum im Vorgarten zu verschiedenen Zeitpunkten blicken und er anders aussieht. Wir können dann beide Zustände in ihrer Unterschiedlichkeit genauer beschreiben, etwa durch den Stand der Sonne, zu sehende Schatten o. Ä. Das können wir nur, indem wir in zeitlichen Kategorien denken, und das nicht erst dann, wenn wir Uhrzeiten und Zeiteinheiten verwenden, sondern indem wir uns die Unterschiede in den beiden Zuständen auch dadurch erklären, dass »in der Zwischenzeit« etwas passiert ist, also die als Wandern der Sonne erlebte Erdrotation oder neue Wolkenbildungen. Etwas ist in Bewegung, wir erleben den Vergleich zweier Zustände, indem wir unendlich viele Zwischenzustände einsetzen, die die Bewegung von etwas erklären. Das gilt natürlich auch für »kleine« Vergleiche oder Banalitäten: Mein Kaffee ist kalt, »vor ein paar Minuten« war er noch heiß.

Ich möchte an dieser Stelle darauf hinaus, dass »Zeit« nicht bereits »in der Welt« ist. In der Welt sind Bewegung und Zustände, natürlich auch Wirkungen von etwas auf etwas anderes, die nicht umkehrbar sind, eine Folge kann nicht vor ihrer Ursache liegen. Denn natürlich gibt es Zustände, die nur als in einer Abfolge denkbar sind, etwa der Zustand »schwanger sein«, der Zustand »ein Kind gebären« und der Zustand »das eigene neugeborene Kind in den Armen halten«. Die

Richtung eines Vergleichs dieser Zustände ist nicht umkehrbar, der letztgenannte Zustand kann nur »nach« dem erstgenannten liegen. Es bleibt aber dabei, dass wir zunächst »nur« zwei Zustände betrachten können und »einsetzen«, was in der Zwischenzeit geschehen ist, nämlich der Geburtsvorgang. »Zeit« ist Teil einer Auslegung der Erfahrung. Das klingt absurd oder zumindest banal, hat aber eine weitreichende Relevanz für das subjektive Erleben von Zeit und dessen potenzieller »Störung«, denn natürlich wirkt zum Beispiel die *Erwartung*, das eigene Baby im Arm zu halten, auf das Erleben der Schwangerschaft; oder die Erfahrung, das eigene Kind im Arm zu halten, auf die *Erinnerung* an die Schwangerschaft. Etwas auf einer Zeitlinie, in einer Abfolge zu erleben, umfasst mehr als nur lineare Entwicklung, und die Figur der Zeitlichkeit als Zustandsverhältnis, insbesondere unter emotionalen Gesichtspunkten, liefert hier ein Modell.

2.3.2 Zeitrichtungen

Der Wert einer Betrachtung von Zeit als Zustandsvergleich zeigt sich also besonders deutlich, wenn es um die Innerlichkeit einer Erfahrung des Selbst geht, und hier wird dann auch die Linearität als alleinige Größe für die Psychologie des Zeiterlebens fraglich. Wie bei der Erörterung der psychoanalytischen Konzeptionen von Zeitlichkeit deutlich werden wird, ist nicht so klar, ob zum Beispiel eine Begebenheit, die sich vor vier Wochen ereignet hat, und die Erinnerung daran bewirken, dass ich in der Nacht schlecht schlafe, oder ob mein Wachliegen in der Nacht bewirkt, wie ich mein Erleben der vier Wochen zurückliegenden Begebenheit konstituiere.

Noch »subjektiver« wird Zeiterleben also im Hinblick darauf, wie Vergangenheit, Gegenwart und Zukunft zueinander in Relation stehen und aufeinander wirken. Zurückliegende Ereignisse beeinflussen gegenwärtiges Erleben und zukünftige Erwartung. Jemand ist in der Vergangenheit von einem Hund gebissen worden und gerät nun angesichts der Begegnung mit einem Hund gegenwärtig in einen Angstzustand, weil in (naher) Zukunft ein erneuter Biss erwartet wird.

Psychisches Zeiterleben ist allerdings noch komplexer. Ein gegenwärtiger (affektiver) Zustand verändert die psychische Wirkung der

Vergangenheit, und dies nicht allein zum Beispiel derart, dass eine positive Erfahrung mit einem Hund (z.B.: ist ein liebevoller Begleiter meines blinden Nachbarn) die Intensität einer zurückliegenden negativen Erfahrung mindert (das wäre ja die Grundlage jedes Lernprozesses bzw. jeder kognitiven Umstrukturierung), sondern noch grundlegender: Unter Umständen lässt erst mein gegenwärtiges Erlebnis, aus weiter Entfernung zu sehen, wie ein Hund eine Katze wild bellend einen Baum hochjagt, meine Erinnerung an den Anblick des Nachbarshundes in der Kindheit angstvoll *werden*. Es wirkt also nicht nur die Vergangenheit in die Gegenwart, sondern auch die Gegenwart in die Vergangenheit (und diese dann wiederum in die Gegenwart), selbst noch in einer die Vergangenheit als emotionale Erfahrung erst konstituierenden Weise. Auch auf die Zukunft gerichtete Vorstellungen können einen vergleichbaren Effekt haben: Negative Zukunftserwartungen bewirken eine bestimmte gegenwärtige Erfahrung (und auch einen bestimmten Blick auf die Vergangenheit, der sie auf eine andere Weise konstituiert), aber auch ein gegenwärtiger Zustand »macht« eine unterschiedliche Zukunft. Zum einen lässt mich meine Sorge, zukünftig eine Aufgabe nicht bewältigen zu können, gegenwärtig ins Schwitzen kommen. Zum anderen blicke ich pessimistisch auf künftige Geschehnisse, wenn ich mich gerade alleingelassen fühle.

2.3.3 Implizites und explizites Zeiterleben

Fuchs (2013) diskutiert eine Unterscheidung zwischen impliziter, gelebter Zeit und expliziter, reflektierter Zeit als zwei Formen des Zeiterlebens.

Hinsichtlich der impliziten Zeit unterscheidet er (mit Husserl) zwischen dem Zusammenfließen von Retention, Präsentation und Protention. Damit ist gemeint, dass im gegenwärtigen Erleben der bisherige und der zukünftige Verlauf mitenthalten sind, es handelt sich also um eine nichtstatische Situierung in der Zeit. Ein Moment wird in einer zeitlichen Folge erlebt, »beinhaltet« (verkürzt gesprochen) immer auch das, was ihn hat entstehen lassen, und sein »Nächstes«. Ebenfalls zur impliziten Zeit gehört für Fuchs die konatische Dimension, also eine Dimension des Fühlens, Wollens, Wünschens oder Begehrens. Unser

Gerichtetsein auf etwas im Sinne von Motiven und Affekten spielt eine Rolle für das Gegenwärtige. Ebenfalls eine Rolle bei der impliziten Zeit spielt die Leiblichkeit, und zwar dahingehend, dass vieles an der erfahrenen Zeit einen nichtlinearen, zirkulären Aspekt in sich trägt und auch, womöglich gerade, leiblich spürbar wird, ohne reflektiert werden zu können oder zu müssen.

Hinzu kommt die explizite, reflektierte Zeit. Hier geht es um das »Narrativ«, das wir zu uns, unserer Geschichte und Zukunft finden, also eine Explikation des zeitlichen Verlaufs und eine Reflexion darüber: Was war damals, wie lange ist es her, wie hat es das beeinflusst, was und wie etwas heute ist? Wie wird etwas weitergehen und voranschreiten? Beide Dimensionen der impliziten Zeit, die Dimension der Kontinuität und die Dimension des Wollens, erlauben ebenso eine Beschreibung des Zeiterlebens bei psychischer Erkrankung, wie es die Narrativität der expliziten Zeit tut (das »Eine-Geschichte-Erzählen-Können«).

Zu diesen beiden Ebenen tritt bei Fuchs als dritte noch die intersubjektive Zeit hinzu, gleichsam eine Verortung des Zeiterlebens in einem sozialen Raum. Hier ist für Fuchs die Frage nach der Synchronisierung entscheidend. In der intersubjektiven Dimension kann jemand in seinem Zeiterleben synchron oder asynchron zur »Zeit der sozialen Welt« sein: Er oder sie kann im persönlichen Zeiterleben verlangsamt oder beschleunigt sein oder sich mit Anderen in einer geteilten Gegenwart bzw. im gemeinsamen »Tempo« begegnen (ein Hinweis auf die unweigerliche räumliche Dimension, die immer mitzudenken ist). Auch hier ist erkennbar, wie sich ein gestörtes Zeiterleben bei psychischen Erkrankungen zeigen kann: als ein Verlust der Synchronizität in intersubjektiver Zeit.

Ein weiterer Aspekt subjektiver Zeit, der mir an dieser Stelle wichtig ist, stammt aus den Arbeiten von Baraitser (2017), in denen die Momente des Wartens, Aufschubs, der Passivität, Unterbrechungen, Lücken und Nichttätigkeit entscheidend sind. Im Anschluss an Kristeva (1994, S. 230 f.) stellt sie ferner eine »weibliche« Zeit bzw. eine Zeit des Weiblichen heraus, die sich – anders als die Zeit des Männlichen, die geprägt ist von Linearität – durch die Merkmale der Zirkularität und »Monumentalität« auszeichnet (auf Ähnliches zielt auch Warsitz, 2006, in seiner Untersuchung des Verhältnisses von Raum und Zeit in der Psychoanalyse ab, in der er die zyklische Dimension der Zeit sowie die Bedeutung der mütterlichen »Chora« als Raum des Sprechens hervorhebt). Baraitser nutzt dies für eine Theorie des Wartens und der Passivität in einem affirmativen Sinn. Eine Suspension linearer Zeit erlaubt die Kontemplation und stellt, so meine Lesart, in der Debatte über Beschleunigung und Entschleunigung einen dritten Weg zur Verfügung (vgl. Kap. 2.5 zum Warten sowie zu einem Modell der Passivität).

Die bisher skizzierten Überlegungen zur Zeitlichkeit werden im Weiteren zunächst konkreter mit psychoanalytische Zeitlichkeitskonzeptionen verbunden und in Kap. 3 auf das subjektive Zeiterleben bei psychischen Erkrankungen bezogen.

2.3.4 Fear of Breakdown

Ein wichtiger Bestandteil psychoanalytischer Zeitlichkeitskonzeptionen zeigt sich in Auseinandersetzung mit Winnicotts (1974) Modell einer »Angst vor dem Zusammenbruch« (*fear of breakdown*). Winnicott führt es ein, um die Erfahrung mancher Patienten und Patientinnen zu beschreiben, die ein traumatisches Erlebnis erlitten haben, das die Möglichkeiten einer psychischen Repräsentation und Verarbeitung überschritten hat. Gemeint sind damit bei ihm konkret Erfahrungen eines fehlgeschlagenen (mütterlichen) emotionalen Gehaltenwerdens in der frühen Kindheit. Erlebt und beschrieben wird von diesen Patienten und Patientinnen gleichwohl nicht das überwältigende Ereignis, sondern ein gegenwärtiger Zustand eines Gefühls des ewigen Fallens. Dieser ist ferner mit der Erwartung eines bevorstehenden Zusammenbruchs verbunden, also mit einem Aufschlagen als Ende des Fallens, das jederzeit zu geschehen droht (vgl. a. Ogden, 2014; Picht, 2018).

Winnicott argumentiert nun dafür, dass in dieser Dynamik ein Zusammenbruch erwartet wird, der bereits geschehen ist. Das traumatische Ereignis hat insofern die Struktur des subjektiven Erlebens erschüttert, als seine Nichtrepräsentierbarkeit es gewissermaßen »in suspense« hält und es somit beständig als unmittelbar bevorstehend erwartet wird. Im Bild des »ewigen Fallens« gesprochen: Jemand fällt, ohne zu wissen, was ihn zu Fall gebracht hat, und erwartet nur den Aufprall als das eigentliche Übel.

Entscheidend ist, dass dieses Erleben, und das, wodurch es in Gang gesetzt worden ist, in eine emotionale Beziehungsszene eingebunden ist: Es wurde bewirkt durch ein fehlendes emotionales Gehaltensein, es geht also in der Tat um einen Zusammenbruch, aber einen der vertrauensvollen emotionalen Zuwendung und um keinen, der bald eintritt, sondern um einen, den es bereits gegeben hat (vgl. zu den Folgen auch Winnicott, 2018).

McAfee (2019) hat Winnicotts Konzept einer Angst vor dem Zusammenbruch auf politische und gesellschaftliche Prozesse bezogen. Sie geht dabei davon aus, dass auch auf einer kollektiven Ebene, nämlich im Hinblick auf Vorstellungen einer kollektiven Einheit von Gruppen, Ängste vor einem Zusammenbruch, der bereits geschehen ist, vorherrschen können. Sie argumentiert unter Rückgriff auf Volkans (vgl. a. Hamburger et al., 2021) Konzeptionen von Großgruppenidentität und »chosen trauma« bzw. »chosen glory«, dass die kollektive Einheit als Bewältigungsform einer fehlenden Einheit konstruiert wird.

Was in der Vergangenheit liegt, aber als in der Zukunft liegend befürchtet wird, ist in McAfees Konzeption der Verlust der kollektiven Einheit. Diese war aber nie als eine reale, objektive oder gar biologische gegeben, sie ergibt sich als eine Bedeutungszuschreibung, nicht als Gegebenheit: »An integrated ›we«« als »a making of meaning without foundations« (a.a.O., S. 61) ist nicht real, jedenfalls nicht in einem essenzialistischen Sinn. Die »construction of a nation or people [...] disavows the contingency of these identifications«.

Die Autorin versteht dies im Sinne einer Angst vor dem Zusammenbruch und sieht deren Folgen in einem »regress to primitive states and their concomitant primitive defenses, including melancholic nostalgia for an imagined origin and [...] a paranoid-schizoid disavowal of ambiguity and an insistence that perfection can be had« (a.a.O., S. 58).

Als archaische Abwehrmechanismen gegenüber der »primitive agony« einer Nichtintegriertheit, die als zukunftsgerichtete Angst vor dem Verlust einer Einheit auftaucht, gelten McAfee: »anarchism, authoritarianism, totalitarianism, nationalism, nativism, fundamentalism, even neoliberalism, along with sexism, ableism, and racism« (a.a.O., S. 60). Und »[t]hese defenses operate to suture a body politic together, to create a ›we‹ out of people who are not really integrated«

(a. a. O., S. 60 f.). Extremismus und Gewalt werden somit zu Folgen einer Angst davor, eine konstruierte Einheit oder Identität im Sinne kollektiver Zuschreibungen an die eigene Gruppe zu verlieren, aber, das ist zu ergänzen, auch an andere Gruppen (vgl. Kap. 5.4.1, in dem ich darauf zurückkommen werde).

Der Zustand des ewigen Fallens, den Winnicott in seinem Konzept beschreibt, lässt sich individuell wie kollektiv als postapokalyptisch verstehen: Im Erleben besteht eine Erwartung eines unausweichlichen Geschehens, eines Zusammenbruchs oder Aufpralls ohne ein Danach, das als Ende der Zeit verstanden werden kann. Nur ist in diesem Zustand die Apokalypse/Offenbarung im Dunkeln, also derjenige Punkt, von dem aus das bevorstehende Ende der Zeit seinen Ausgang genommen hat.

2.3.5 Fallen und Gehaltenwerden als Momente der Subjektwerdung

Ich möchte Winnicotts Konzeption der Angst vor dem Zusammenbruch etwas aus dem Konzept der Traumapathologie herauslösen und daraufhin prüfen, ob sich nicht dadurch ein allgemeines psychisches Entwicklungsprinzip, der qualitative Sprung »hinein« in ein Selbstbewusstsein bzw. in Subjektivität beschreiben lässt.

Ähnlich wie im Ansatz Laplanches (1988), wenn dieser die Allgemeinheit der Verführung für die kindliche Entwicklung herausstellt und dementsprechend von einer allgemeinen Verführungstheorie in der Psychoanalyse schreibt, kann man meiner Auffassung nach auch für das Konzept der Angst vor dem Zusammenbruch annehmen, dass darin etwas Allgemeines beschrieben wird, das mit dem auch durchaus förderlichen Voranschreiten der psychischen Entwicklung in Verbindung gebracht werden kann. Denn es ist ja zu fragen, worin das Ereignis, das die Angst vor dem Zusammenbruch in Gang setzt, ohne repräsentiert zu werden, eigentlich besteht. Im Sinne Winnicotts würde man sagen: Es ist das Vorkommnis (oder eine wiederkehrende Reihe) eines Nicht-Gehalten-Werdens, der Überflutung (die m. E. sowohl eine durch zu viel Nähe als auch eine durch zu viel Distanz sein kann). Das wäre dann das Vorkommen und die Wirkung einer ausbleibenden emotionalen Zuwendung, Feinfühligkeit und eines fehlenden affektiven Containments der Bezugsperson, im Extremfall auch ein Übergriff oder eine Vernachlässigung.

In meiner Lesart stellen diese Vorkommnisse allerdings eher einen traumatogenen intensivierten Fall einer allgemeinen Situation dar, die bei gelingender elterlicher Erreichbarkeit auch vorkommt, aber eben nicht traumatisch und schädigend ist, sondern der Möglichkeit nach entwicklungsfördernd. Dasjenige Ereignis, das grundlegend die Angst vor dem Zusammenbruch in Gang setzt, ist die Realität der Getrenntheit, also die Tatsache, dass ein Gehaltenwerden eben *hergestellt* werden muss, statt immer schon zu bestehen, in einem ungetrennten Gehaltensein.

Es geht also um die Tatsache des Fallens aus einem umfassenden, nicht wiederherzustellenden Gehaltensein, auf das man sich nicht einschwingen müsste und hinsichtlich dessen man auch nicht auf eine zugewandte Antwort der Bezugsperson angewiesen wäre. Es geht um den Moment der beginnenden Selbstwerdung, in welcher der Andere überhaupt erst als zugewandt oder nicht auftauchen kann. Damit soll nicht gesagt sein, dass eine angemessene Antwort der Bezugsperson erst ab einem gewissen Zeitpunkt in der psychischen Entwicklung von Relevanz und davor alles egal wäre; es soll vielmehr beschrieben werden, dass Selbstwerdung mit einem Fallen aus einer Ungetrenntheit verbunden ist. Die Antworten der Bezugspersonen entscheiden dann über das Ausmaß einer sich entwickelnden Angst vor dem Zusammenbruch, in dessen Grundstruktur geht es aber um das allgemeine intersubjektive Ereignis des »Fallens in die Selbstwerdung«, das gerade deshalb nicht repräsentiert werden kann, weil die Bedingungen seiner Repräsentation(smöglichkeit) dadurch erst geschaffen werden. Und zwar dann, wenn das unweigerliche Fallen mit einem Halten beantwortet wird. Diese Antwort stiftet Sinn, das Gehaltenwerden darin ist ein Prozess, der immer wieder hergestellt wird.

Es gibt also etwas am Menschen, das nicht nur grundlegend konflikthaft ist, sondern auch grundlegend mit einem Zusammenbruch zu tun hat, einem Bruch in der Ungetrenntheit, der es erst möglich macht, in ein genuines »Zusammen«, also die wechselseitige intersubjektive Bezogenheit zu gelangen. Ein solches »Fallen in die Selbstwerdung« wird in Schwellensituationen aktualisiert, denn immer wieder gelangen wir in Umstände, in denen zumindest ein Teil dessen, »wie es bisher war«, nicht weitergeführt wird. Das ist nicht jedes Mal apokalyptisch, weil es nicht jedes Mal sämtliche Grundfesten berührt, aber es gibt, so könnte man sagen, Spuren des Apokalyptischen in biografischen Schwellensituationen.

Ich habe an anderer Stelle dafür argumentiert, dass die Streaming-Serie *Stranger Things*, in der es im manifesten Narrativ um die wiederkehrende Bedrohung der Bewohnerinnen und Bewohner einer US-amerikanischen Kleinstadt durch außerweltliche Monster geht, sich derart lesen lässt, dass hier die unterschiedlichen Generationen jeweils ihr eigenes Monster bekämpfen (Storck, 2024e): Für die Kinder ist es der Verlust der Unschuld/Naivität im Hinblick auf die Sterblichkeit, für die Jugendlichen der Verlust der Unschuld/Naivität im Hinblick auf sexuelles Begehren und Erwachsenenwerden, für die Erwachsenen wiederum die Realität, sich mit dem partiellen Verlust der Kinder, die selbst erwachsen werden, und damit veränderten Rollenbeziehungen auseinanderzusetzen. Die Monster in *Stranger Things* stehen für diese Art von Zusammenbruch, für eine Aktualisierung des Fallens in die Selbstwerdung bei sich verändernden Lebensumständen, die Spuren des initialen »Zusammenbruchs« tragen.

Es führt also kein Weg vorbei am Zusammenbruch, im Sinne der vorgeschlagenen Allgemeinheit eines (vorerst) nicht repräsentierbaren Zusammenbruchs, den ich als »Fallen in die Selbstwerdung« bezeichnet habe. Mehr sogar: Ein Moment des Fallens, des Zusammenbruchs liegt am Grund der Selbst-Objekt-Trennung bzw. damit auch der Selbstwerdung. Entscheidend ist daher die Frage, wie das Gehaltenwerden erfolgen kann, wenn sich die ersten Zeichen einer grundlegenden Getrenntheit und erforderlichen Bezogenheit in der Entwicklung zeigen. Die Zugewandtheit, Feinfühligkeit, Resonanz und das Affektcontainment der Bezugspersonen entscheiden dann darüber, ob der Zusammenbruch ein traumatischer ist.

Ein Teil dessen besteht in der Zuschreibung von Bedeutung. Im Umfeld des Konzepts des epistemischen Vertrauens (Überblick bei Fonagy & Nolte, 2023) wird beschrieben, ob und wie es dem Kind möglich ist, von seiner sozialen Umwelt zu lernen, also nicht nur am Modell etwas zu erkennen und zu verinnerlichen, sondern ganz konkret eine Orientierung in der Welt zu finden. Hier spielt das Zuweisen von Bedeutung eine wichtige Rolle. In der Selbstwerdung geht es also zum einen darum, das eigene Selbst zu erkennen, das heißt die eigene Subjektivität, und damit auch die Möglichkeit einer Sinn-Zuschreibung, und zum anderen um die Möglichkeit, eine Bedeutungszuschreibung durch die bedeutsamen Anderen wahrnehmen zu können – also um wichtige Bestandteile der psychischen Entwicklung.

In einer analytischen Therapie begegnen uns dann vor allem diejenigen Individuen, die unter einer *Entgleisung* eines allgemeinen, nichttraumatischen Fallens in die Selbstwerdung zu leiden hatten. Hier geht es besonders um die Möglichkeit, implizites und explizites Zeiterleben wiederherzustellen, und dies nicht zuletzt, indem intersubjektiv anerkannt und dadurch repräsentierbar wird, dass es den Zusammenbruch gegeben hat (und zwar oft nicht »nur« den allgemeinen, sondern auch einen traumatischen), dass also die Erwartung einer Zukunft offener werden kann.

Der unausweichliche Zusammenbruch, das Fallen in die Selbstwerdung, wird interpersonell »moderiert«. In Winnicotts Worten: Die Anerkennung, dass der Zusammenbruch nicht in der Zukunft liegt, sondern bereits geschehen ist, wird möglich, das heißt der Zusammenbruch repräsentierbar, durch die intersubjektive Begegnung. Der Zusammenbruch muss dialogisch anerkannt werden. Was das im Hinblick auf die intersubjektiv geteilte katastrophische Veränderung genau bedeutet, werde ich in Kap. 5.3 wieder aufnehmen und diskutieren.

2.3.6 Nachträglichkeit

Die Auseinandersetzung der Psychoanalyse mit nichtlinearer Zeitlichkeit hat eine lange Tradition, die letztlich auch an Freuds (1915e, S. 285 f.) Bemerkungen über die »Zeitlosigkeit« der Prozesse im System *Ubw* anknüpft. Als eine von deren Eigenschaften (neben z. B. der Widerspruchslosigkeit, der fehlenden Negation, der freien Verschiebbarkeit von Besetzungen oder der allgemeinen Orientierung am Lustprinzip) weist Freud hier aus, Prozesse im *Ubw* seien »nicht zeitlich geordnet, werden durch die verlaufende Zeit nicht abgeändert, haben überhaupt keine Beziehung zur Zeit«.

Allgemein muss gesagt werden, dass die Rede von psychischen »Systemen«, in deren Kontext Freuds Bemerkungen im Hinblick auf die sogenannte erste Topik des psychischen Apparates hier stehen, nicht frei von Problemen ist, weil sie in den Gedanken einer Zuordnung bestimmter Vorstellungen oder Prozesse »in« einen bestimmten psychischen Bereich wie in einen Behälter zu führen drohen. Überzeugender, weil erfahrungsnäher scheint ein Modell zu sein, in dem »unbewusst« ein Merkmal bestimmter Verhältnisse (Verbindungen und Nichtverbindungen zwischen Vorstellungen und Affekten) im Psychischen ist (Storck, 2019).

Das ist allerdings für die Frage des Bezugs des Unbewussten (als all dessen, was unbewusst ist) zur Zeitlichkeit nicht allzu erheblich. Worauf Freud hier hinauswill, ist der Hinweis, dass Unbewusstes nicht einer Logik des Nacheinanders oder realitätsgerechter zeitlicher Abstände folgt: Die Vorgänge sind »nicht zeitlich geordnet«. In der Funktionsweise unbewusster Prozesse kann eine jüngere Frau als die Mutter einer älteren erlebt werden, was sich zum Beispiel in der Struktur von Übertragungsprozessen äußern kann. Ebenso kann etwas als gegenwärtig erlebt werden, auch wenn es »eigentlich« lange zurückliegt – das zeigt sich in der Dynamik von Fixierungen, die einen Einfluss darauf haben, dass auf der Grundlage infantiler Konflikte aktuelle Ereignisse konflikthaft erlebt werden. Ein genauer ausformuliertes Modell der Symmetrie und Generalisierung als Merkmale des Unbewussten formuliert Matte-Blanco (1975).

Fraglich ist allerdings, ob die Konzeption einer fehlenden linearen zeitlichen Logik oder realitätsgerechter zeitlicher Abständigkeit auch dahin führen muss, dass unbewusste Vorgänge »überhaupt keine Beziehung zur Zeit« haben, wie Freud meint. Denn: Was würde das überhaupt heißen? Ohne jeglichen Bezug zur Zeit würden unbewusste Inhalte und Prozesse unverbunden für sich stehen, es gäbe keine Verbindungen untereinander (diese könnten dann erst durch vorbewusste und bewusste Prozesse erzeugt werden, was mir wenig plausibel erscheint), was sich auch im Rückgriff darauf zeigen lässt, dass »Zeit« im Vergleich von Zuständen besteht. Freuds Annahme von einem fehlenden Bezug des Unbewussten zur Zeit kann also schwerlich gefolgt werden. Es handelt sich nur um *eine andere Art von Bezug zur Zeit* bzw. zur Wirkung subjektiven Zeiterlebens. Hier kommen in produktiver Weise zwei Gedanken zusammen, nämlich zum einen, dass Zeit und Zeiterleben im Sinne eines Zustandsverhältnisses aufgefasst werden können, und zum anderen ein Verständnis des Unbewusstes als etwas, das die Verbindungen zwischen Vorstellungen und Affekten betrifft.

Angesichts der irgendwie besonderen Beziehung unbewusster Prozesse zur Zeit sind psychoanalytisch weitere Modelle einer (nichtlinearen) Zeitlichkeit beschrieben worden, und zwar durchaus durch Freud und in der Weiterentwicklung mancher seiner Überlegungen. Am relevantesten für den vorliegenden Zusammenhang ist dabei das Konzept der Nachträglichkeit.

Insbesondere drei Stellen in Freuds Werk zeigen, was mit dem Konzept gemeint ist: Die Fallvignette zu Emma (Freud, 1950a, S. 445 ff.), einige Aspekte in der Wolfsmann-Fallgeschichte (1918b) sowie eine knappe Nebenbemerkung zum Kastrations- bzw. Ödipuskomplex (Freud, 1924d).

Freuds Patientin Emma beschreibt zwei Kindheitserinnerungen. Eine erste betrifft ein Ereignis im Alter von acht Jahren, als sie in einen Krämerladen gegangen und dort vom Krämer zwischen den Beinen gekniffen worden sei. Dieses Ereignis habe zu dieser Zeit keine starke emotionale Reaktion bei ihr hervorgerufen, sie sei danach sogar ein zweites Mal in denselben Krämerladen gegangen. Erst in einer zweiten Szene, im Alter von zwölf Jahren, als Emma in einen anderen Laden gegangen sei, habe sich etwas verändert: Dort sei sie zwei Männern begegnet, von denen der eine ihr gefallen habe, und jemand habe eine Bemerkung über ihr schönes Kleid gemacht und gelacht. Sie sei dann »in irgendwelchem *Schreckaffekt*« weggelaufen (Freud, 1950a, S. 445).

Freuds Interpretation ist die folgende: Erst die zweite Szene (und der Eintritt in die Pubertät, die er für Emma im Alter von zwölf Jahren beschreibt bzw. das Wissen darum, was sexuell übergriffig ist und wie dies in Relation zu eigenen genital-sexuellen Wünschen stehen kann) lässt die erste Szene als psychische existieren. Es geht bei der Nachträglichkeit nämlich nicht nur um die bloße Figur »Im Nachhinein sieht man klarer« oder ähnlich, sondern um ein psychisches *Konstituieren* der ersten Szene durch die zweite, nachfolgende. Es gibt jene im subjektiven Erleben und in der Wirkung erst, weil die zweite eingetreten ist. Das kann, wie noch genauer zu zeigen sein wird, Teil einer psychoanalytischen Traumatheorie sein: Manchmal strukturiert ein scheinbar nebensächliches, aber doch zumindest als weniger intensiv erwartetes Ereignis psychisch das Erleben und die Erinnerung derart um, dass Zurückliegendes erst insofern repräsentiert wird, als es (affektiv) zur Wirkung kommt.

Wichtig ist ferner zu betonen, dass die Psychoanalyse hier nicht das Erleben sexueller Grenzverletzung als etwas beschreibt, das deshalb traumatisch wäre, weil es an die Erfüllung eigener verborgener Wünsche erinnert. Es findet keine Täter-Opfer-Umkehr statt. Es soll nur unterstrichen werden, dass Erinnerung, zumal an etwas Überwältigendes, sich nach komplizierten zeitlichen Logiken vollzieht.

In der Fallgeschichte des Wolfsmanns (»Aus der Geschichte einer infantilen Neurose«) untersucht Freud (1918b) den zentralen Traum eines Patienten von vor seinem Fenster in Bäumen sitzenden Wölfen. Im Hinblick auf die Nachträglichkeit (a.a.O., S. 72) ist entscheidend, dass der Patient erstens im Alter von anderthalb Jahren den elterlichen Koitus beobachtet hat, dass er zweitens im Alter von vier Jahren einen ängstigenden Traum von Wölfen, die vor dem Fenster seines Schlafzimmers sitzen und hineinblicken, geträumt hat, und dass er drittens davon in der Analyse bei Freud berichtet. Die Figur der Nachträglichkeit ist in erster Linie zwischen der ersten und der zweiten Szene zu sehen: Der Traum von den Wölfen wirkt auslösend für die psychischen Symptome des Patienten – und zwar, so Freuds Interpretation, insofern hier die mit Kastrationsängsten verbundene Überwältigung der beobachteten Urszene psychisch virulent wird. Verbalisiert werden kann diese Angst und ihre Verbindung durch den Wolfsmann erst in der Analyse. Aber auch hier führt das Verstehen dessen, was man erlebt hat, in eine überwältigende Zugänglichkeit der eigenen Erfahrung.

Schließlich taucht die Konzeption einer Nachträglichkeit noch in einer Nebenbemerkung, inhaltlich aber zentral, zur Wirkung der Kastrationsdrohung im Ödipuskomplex auf (Freud, 1924d; vgl. Storck, 2024f, auch zur kritischen Einordnung). Freuds Gedanke lautet hier, dass die Mutter gegenüber dem Jungen die Drohung ausspricht, dass –

als Strafe für die Onanie bzw. das Bettnässen, und zwar weil diese unbewusst mit inzestuösen Fantasien verbunden seien – die Hände bzw. der Penis abgeschnitten würden, und zwar vom Vater. Diese Drohung nun entfaltet erst dann, nachträglich, ihre Wirkung, wenn, so Freuds Annahme, der kleine Junge angesichts des Anblicks eines nackten Mädchens erkennt, dass es Menschen ohne Penis gibt, und daraus folgert, dass diese ihn verloren haben und ihm das auch drohen könnte. Erst dann werde die Drohung der Mutter wirksam, also mit Angst verbunden erlebt.

Es geht hier nicht darum, diese Freud'sche Konzeption entwicklungspsychologisch oder gendertheoretisch kritisch zu evaluieren oder zu verteidigen. Vielmehr ist der Punkt, dass Freud auch hier ein Verhältnis der Nachträglichkeit beschreibt: Die Kastrationsdrohung tritt erst in Wirkung, wenn eine zweite Szene, der Anblick des nackten Mädchens, sie wirksam werden lässt, da darin die »Kastrationsmöglichkeit« auftritt.

Im Konzept der Nachträglichkeit (vgl. a. Laplanche, 2006; Kirchhoff, 2009) ist also eine Unterscheidung zwischen Ereignis und Erlebnis impliziert bzw., mit den Worten Kirchhoffs, eine Unterscheidung zwischen Spur und Erlebnis. Geschehnisse hinterlassen psychisch Spuren, aber als Erlebnis wirken sie aufgrund anderer Bedingungen und Kontexte: »Es sind [...] nicht die Erlebnisse als Erlebnisse, sondern deren Spuren, die Folgen zeitigen. Erlebnis und Spur sind nicht dasselbe, die Spur verweist auf ein Erlebnis, ist aber nicht das, was sich nachträglich als Erlebnis konstituiert haben wird« (Kirchhoff, 2009, S. 164; vgl. zur »Zeit des Erinnerns« auch Hock, 2003; vgl. zur psychoanalytischen Gedächtnistheorie auch Billhardt & Storck, 2021). Das Konzept der Nachträglichkeit hebt einen bestimmten Aspekt des Vorwärts-rückwärts-Bewegens subjektiver Zeitlichkeit hervor. Denn natürlich gibt es weiterhin zugleich das Voranschreiten in der Zeit. In manchen psychoanalytischen Arbeiten wird daher zugleich und mit der Nachträglichkeit (après-coup) verwoben deren Gegenpart, die Vorträglichkeit (avant-coup), akzentuiert.

Angesichts des Konzepts der Nachträglichkeit lässt sich einiges an der Polyphonie psychoanalytischer Konzepte im Vergleich verschiedener, auch regionaler Theorietraditionen veranschaulichen. Freuds Terminus der Nachträglichkeit wurde von Strachey als »deferred action« ins Englische übersetzt. Dies suggeriert, wie manche Kommentierende angemerkt haben, eine gewisse Reduktion des Konzepts in Richtung der Figur, dass etwas unter Umständen erst später verständlich werden kann; etwa so, wie wenn man ein Bild erst klar erkennen kann, wenn weitere Puzzleteile sich zu früheren gesellt haben. Auch ist der Hinweis auf die »action« irreführend, denn es geht um psychische Wirkungen.

Deutlicher ist das Spezifische an Freuds Nachträglichkeitsverständnis demgegenüber in französischen Übersetzungen erkennbar, so dass sich die Bezeichnung eines »après-coup« mittlerweile auch im internationalen Sprachgebrauch durchgesetzt hat (vgl. z. B. Birksted-Breen, 2003) (auch gegenüber dem englischen Kunstwort »afterwardness«). Einen wesentlichen Anteil daran hat Jean Laplanche (2006), der das Konzept in umfangreicher Weise untersucht und verwendet, auch im Hinblick auf die darin enthaltene interpersonelle Dimension (vgl. zur Diskussion der zeitgenössischen Bedeutung auch André, 2023).

2.4 Umgang mit Endlichkeit

Eine besonders zu betrachtende Ebene der subjektiven Zeitlichkeit ist ferner im Umgang mit der Endlichkeit des individuellen menschlichen Lebens zu sehen. Über die Frage, ob es »im« Unbewussten eine Repräsentation des eigenen Todes, das heißt der Sterblichkeit, gibt, herrscht in der psychoanalytischen Theoriebildung Uneinigkeit. Freud (1915b, S. 350) schließt diese Möglichkeit aus und meint, unbewusst halte das Ich sich für unsterblich. Klein (1948, S. 196) hingegen gründet wesentliche Elemente ihrer Theoriebildung darauf, dass beispielsweise eigene Destruktivität als »primäre Gefahrensituation« (a. a. O., S. 171) erlebt wird und dies angesichts der Möglichkeit eines Vernichtetwerdens in besonders starker Weise.

An dieser Stelle ist mir ein anderer Akzent wichtig, der mehr in die Richtung dessen geht, was Money-Kyrle (1971) als einen der *facts of life* beschrieben hat: Endlichkeit des menschlichen Lebens, die Sterblichkeit des Menschen (die anderen beiden sind die Realität des elterlichen Paares, das heißt der eigenen Entstehung aus der Vereinigung zweier Menschen und der eigenen Ausgeschlossenheit davon, sowie die Abhängigkeit von einer – guten – mütterlichen Brust).

Für Klein (1948, S. 169) stellt die »Angst vor der Vernichtung des eigenen Lebens«, also der Tod, das Grundmodell neurotischer und anderer psychischer Erkrankungen dar, da es unausweichlicher Teil der Entwicklung und der entsprechenden Entwicklungsaufgaben ist. Das lässt sich auch als Hinweis darauf interpretieren, dass es nicht einfach die Angst vor einer in irgendeiner Weise drohenden Destruktivität und deren Bewältigung ist, die entscheidend ist für den Entwicklungsweg des Menschen durch sein Leben, sondern der bloße Umstand und das Gewahrwerden dessen, dass das Leben einmal zu Ende gehen wird.

Freud (1915b, S. 355) weist am Ende seiner Arbeit »Zeitgemäßes über Krieg und Tod« auf diesen Umstand hin: »*Si vis vitam, para mortem.* Wenn du das Leben aushalten willst, richte dich auf den Tod ein.« Auch das ist allenfalls auf den ersten Blick eine düstere Prognose. Denn eigentlich geht es darum, dass der Weg in ein glückliches Leben darin besteht, den Tod (also die Endlichkeit des Lebens, die Möglichkeit und finale Realität des Todes) nicht zu verleugnen oder auszuschließen. Gleichwohl ist das »Richte dich darauf ein« alles andere als eine kleine Aufgabe (vgl. Ruti, 2009).

Vorgezeichnet ist dieses Ende in einer abstrakten Form. Wir wissen, dass wir nicht ewig leben werden, aber nicht, wann und auf welche Weise unser Leben enden wird. Es handelt sich im Grunde um ein eigentümliches Zusammentreffen einer absoluten Gewissheit (Endlichkeit) und absoluter Ungewissheit (das konkrete Ende unseres Lebens können wir nicht kennen, es sei denn in späten Stadien einer letal verlaufenden Erkrankung oder im Suizid). In apokalyptischer Terminologie gesprochen: Ab dem Moment unseres individuellen Lebens, in dem wir um unsere Sterblichkeit wissen, beginnen wir, in einer individuellen postapokalyptischen Zeit zu leben.

Im Film *Barbie* der Regisseurin Greta Gerwig (Storck & Taubner, 2025; Doğan, 2024) besteht die zentrale Wahl der weiblichen Hauptfigur darin, sich für oder gegen das Puppenleben zu entscheiden, versinnbildlicht in der Wahl zwischen High Heels und Birkenstocks. Mehr noch als eine Auseinandersetzung mit Feminismus oder Geschlechterrollen lässt sich der Film als eine Auseinandersetzung mit der Vergänglichkeit lesen: Was, wenn wir ein Puppenleben hätten? Eines ohne Schmerz und in dem jeder Tag der »beste Tag ever« ist? Eines ohne Wandel und Entwicklung, das heißt ohne die Notwendigkeit von Trauerprozessen oder Abschied, ohne Altern und Vergänglichkeit? Es wäre dann aber auch eines ohne Lebendigkeit, ohne Entwicklung in einem förderlichen oder gestalterischen Sinn. Die Wahl der Hauptfigur, der »stereotypischen Barbie«, für das menschliche Leben ist eine solche, durch die sie in Kauf nimmt, zu altern und letztendlich zu sterben, dafür aber Entwicklung und Generativität gewinnt (und, nicht zu vergessen: Genitalien, die sowohl das Begehren als auch das Gebären ermöglichen).

Diese Überlegungen zum Film zeigen, in welcher Weise die Endlichkeit des Menschen die Bedingung für ein subjektiv gelebtes Leben darstellt. Der psychoanalytische Todestrieb, verstanden als ein Element der menschlichen Motivation, das in Richtung von Ruhe und Unbelebtheit strebt, kann als die Möglichkeitsbedingung der »Lebenserscheinungen« (Freud, 1933a, S. 114) angesehen werden – zum einen in der Notwendigkeit einer Anerkennung von Begrenzung, zum anderen aber auch als dasjenige Regulativ, das uns dafür bewahrt, uns in einem Streben nach beständiger Erregung zu verlieren (Storck, 2023b).

Der Umgang mit unserer Endlichkeit und insbesondere das oben gestreifte Ineinander von absoluter Gewissheit und absoluter Ungewissheit verweisen außerdem auf die Frage nach der Steuerung oder Kontrolle unseres Lebensverlaufs. Ohne Frage sind allgemeine Agency und Gestaltungsmöglichkeiten zentrale Elemente unserer Lebensführung – und gerade hier sollte man nicht vergessen, dass dies nicht für alle Menschen auf der Welt im selben Maße geben ist, dass also die selbstvergewissernde Euphorie, das eigene Leben selbst in die Hand zu nehmen, vor allem eine ist, die dem Globalen Norden offensteht. Außerhalb von beispielsweise der Berufswahl oder der Wahl des Lebensmittelpunkts geht es allerdings um andere Möglichkeiten, sich im eigenen Leben »einzurichten«. Hier ist dann auch weniger entscheidend, vorausschauend und in hinreichender Handlungsmacht das für die Zukunft umzusetzen, was man für sich in Anspruch nehmen möchte.

Kritik des Prepping

Die Metapher des »Prepping« kann das hier Gemeinte gut veranschaulichen. Der Begriff bedeutet üblicherweise, dass jemand sich auf »Untergangsszenarien« vorbereitet, also Vorsorge trägt für eine Knappheit von Wasser oder Nahrungsmitteln, für die Unbewohnbarkeit der Erdoberfläche u.a. »Preppers« bauen einen Bunker, legen Vorräte an, besorgen sich Gasmasken oder bereiten sich allgemein darauf vor, unter anderen als den bisherigen Bedingungen überleben zu können. Manche informieren sich womöglich über Strategien, sich gegen Zombies zu wehren (ein beliebtes Untergangsszenario).

Prepping trägt das Bedürfnis nach Vorbereitung und Vorhersehbarkeit in sich (vgl. Matheson, 2021). Das ist verständlich und es ist unter Umständen sinnvoll, nicht die Augen vor grundlegenden Veränderungen in der Lebensführung zu erschließen: Das Leben auf der Erde wird sich verändern (hier bietet es sich an, die Unterscheidung zwischen dem Globalen und dem Planetaren aufzugreifen, die Chakrabarty, 2021, trifft, s.a. Kap. 4.1.1) und dem muss man sich nicht resignativ ausliefern.

Im Prepping steckt aber auch das Moment von Kontrolle und, in extremen Ausprägungen, Steuerung dessen, was vor einem liegt. Als Metapher gebraucht, bedeutet es dann, auf alle Eventualitäten vorbereitet zu sein, zu wissen, was kommt – oder jedenfalls die Möglichkeit auszuschließen, dass etwas kommt, auf das man nicht vorbereitet ist. Auf der letzten Stufe soll Prepping vor dem Ungewissen bewahren. Vielleicht geht das sogar so weit, das eigene Leben zu konservieren und den Tod bzw. die Sterblichkeit zu überwinden. Viele gegenwärtige Mythen drehen sich darum – von Pizzagate und der Fantasie, die Eliten würden sich ewig jung halten wollen, über Einfrierungsfantasien bis hin zum Züchten von Mammuts, die das Klima verbessern sollen. Auch die Streaming-Serie *Westworld* handelt u.a. davon, ob und wie es gelingen kann, die menschliche Persönlichkeit von der Endlichkeit des biologischen Körpers (der prinzipiell reproduzierbar wäre) zu lösen und so unsterblich-unendlich werden zu lassen.

Das »Wenn du das Leben aushalten willst, richte dich auf den Tod ein« meint ja aber gerade etwas anderes. Nicht das Prepping und das letztliche Entkommen angesichts der Vergänglichkeit ist entscheidend für eine Auseinandersetzung mit Vergänglichkeit, sondern das Anerkennen einer Unausweichlichkeit – und die Möglichkeit, ein »gutes« Leben zu leben, von dem man zugleich weiß und nicht weiß, dass bzw. wie es zu Ende gehen wird. Das Vorbereitetsein auf den Tod wäre dann eben die Toleranz gegenüber der letzten Ohnmacht des Menschen, ohne dass dies zu Resignation oder kontraphobischen Bemühungen um Macht und Kontrolle führt.

Auch in den beiden folgenden Kapiteln dieses Buches wird die Figur wieder auftauchen: Es geht hier nicht darum, Ohnmacht, Passivität oder Fatalität als geeignetes Lebensmodell oder psychische Einstellung zu propagieren und jeglicher Handlung oder gelingender Bewältigung ihre Wurzeln in fehlender Angsttoleranz aufzuzeigen. Vielmehr geht es darum, die Möglichkeit zu eröffnen, im Repertoire des menschlichen Umgangs mit dem Leben, etwas nicht steuern oder kontrollieren zu müssen und nicht vorhersehbar gestaltend zu betrachten. Dies steht in Verbindung mit einer Art von Gegenwärtigkeit, welche das Verunsichernde, unter dem das Ende des eigenen Lebens wohl die größte Herausforderung repräsentieren dürfte, nicht wegzuarbeiten versucht.

2.5 Die Psychodynamik des Wartens

Dass es nicht in allen Fällen darum geht, etwas aktiv zu bewältigen und dabei das Verunsichernde zu eliminieren, lässt sich auch in Auseinandersetzung mit der Psychodynamik des Wartens veranschaulichen (Storck, 2024a, b). Ich habe in diesem Zusammenhang vorgeschlagen, zwischen einem vollen Warten und einem leeren Warten zu unterscheiden.

Unter einem vollen Warten kann man solche Momente oder Zeitabschnitte verstehen, in denen das Warten ein konkretes Ziel hat, es also um eine Erwartung auf etwas geht. Das kann das Eintreffen des Busses sein, auf den man wartet, das kann das Warten auf die Bescherung an Weihnachten sein, aber natürlich auch das Warten darauf, das ein schmerzhafte Zustand vorüber oder eine quälende Wartezeit zu Ende geht.

Das leere Warten hingegen ist eines, das sich von einer solchen zielgerichteten Erwartung, dem »Warten auf …« (z. B. Godot), löst und in der Gegenwärtigkeit verbleibt. Es ist ein Warten, das nicht zukunftsgerichtet ist (allenfalls implizit), sondern sich im Moment »einrichtet« bzw. aufhält, das heißt also auch: sich von Bemühungen, das zu steuern, was in der Zukunft liegen könnte, zu lösen vermag. Dies gelingt meiner Auffassung nach dann, wenn vorbewusst auf etwas zurückgegriffen werden kann, was ich als »umgebende Objekterfahrung« bezeichne (Storck, 2024b), also eine psychische Welt, in der jemand Verlässliches »im Hintergrund« präsent bleibt. Die Verknüpfungen dessen mit Vertrauen und Hoffnung wird es noch einmal aufzunehmen gelten.

Eine Sonder- oder Zwischenform dieser Unterscheidung zwischen vollem Warten und leeren Warten dürfte im popkulturell sehr präsenten Phänomen des »raw dogging« liegen. Der Ausdruck, der ursprünglich auf Geschlechtsverkehr ohne Kondom bezogen gewesen ist, wird dafür gebraucht, dass jemand »Wartezeiten«, etwa eine Flugreise, nicht mit Beschäftigungen oder Ablenkungen ausfüllt, damit die Zeit schneller verstreicht. Das kann zum Beispiel darin bestehen, während eines Langstreckenflugs keine Musik zu hören, keinem Film oder Hörbuch zu folgen, ja, noch nicht einmal zu schlafen oder zu essen. Das könnte man als eine Form zwischen dem leeren und dem vollen Warten verstehen, da es ja durchaus um einen Kontext geht, in dem Zeit vergehen soll, gleichzeitig aber auch ein Zeitraum nicht gefüllt wird. Anzunehmen wäre, dass es dabei dann zu einem Umschlag vom vollen in das leere Warten kommt: Während zu Beginn möglicherweise ein Gewahrsein dessen vorherrscht, wie viel an Zeit noch zu warten ist, wird es vermutlich im weiteren Verlauf zu einer Art von Gegenwärtigkeit kommen, in der es nicht mehr entscheidend ist, wie viel Wartezeit noch übrig ist.

Der Gedanke eines leeren Wartens (leer meint hier ja nicht sinnlos oder bedeutungslos) hat viel mit der Positionierung des eigenen Erlebens in Relation zur Zeitlichkeit zu tun. Der Aufenthalt im Gegenwärtigen, der im leeren Warten beschrieben ist, lässt sich auf den Gedanken beziehen, dass in einer »gesunden« Form der subjektiven Zeitlichkeit, das heißt in deren nichtlinearer Form des Erlebens, Vergangenheit und Zukunft in der Gegenwart verdichtet sind bzw. erlebt werden – und in dieser Art eine emotionale Präsenz erlauben. Das repräsentiert offenkundig eine Opposition zur Störung der Gegenwärtigkeit, wie sie bei psychischen Störungen beschrieben werden kann.

Von der anderen Seite her betrachtet kann ein Getriebensein festgestellt werden, das Merkmal eines belasteten subjektiven Zeiterlebens ist und in unterschiedlicher Weise auftreten kann: als Verhaftetsein in Vergangenem (sowohl in Form von Gedankenkreisen als auch in Form von Flashbacks) oder eine unausweichlich angstvolle Erwartung von Zukünftigem (wie bei Angststörungen oder Depression). Der Aufenthalt in der Gegenwärtigkeit, der sich auch in Form des leeren Wartens beschreiben lässt, ist hier erschwert oder verunmöglicht.

Skizze eines Modells aktiven und passiven Bewältigens

Ich bin schon mehrmals auf ein Spannungsfeld eingegangen, in das meine Überlegungen zum Warten, zum Aushaltenkönnen von Ungewissheit oder auch die Kritik des Prepping führen, ohne dies bislang genauer beleuchtet zu haben: Soll nun das Lob nur noch dem Passiven gelten und an Handlung(smacht), Gestaltung oder den Versuchen, etwas Schlechtes zum Guten wenden zu wollen, Kritik geübt werden?

Da das offensichtlich, gerade angesichts der Krisenzustände und -prozesse der Gegenwart, eine merkwürdige Position wäre, lohnt sich ein differenzierter Blick auf Aktivität und Passivität (vgl. unter einer Geschlechterperspektive, die in der Psychoanalyse oft mit Fragen nach Aktivität und Passivität verbunden gewesen ist: Baraitser, 2023). Für beide lassen sich »gute« und »schlechte« Formen beschreiben. Das wertende Urteil darin begründet sich dadurch, dass hier Extremformen skizziert werden können, die letztlich als Spaltungen aufzufassen sind – wie zu zeigen sein wird: als Verlust ihres jeweiligen Gegenpols.

Für Aktivität lässt sich eine gute, positive Form beschreiben. Diese hat mit einer aktiven Veränderung von Leidenszuständen oder krisenhaften Entwicklungen zu tun. Es ist gut und richtig, etwas gegen Hunger oder Krankheiten in der Welt zu unternehmen. Es ist auch gut und richtig, sich für Umweltschutz, Klimagerechtigkeit, Antirassismus und vieles mehr einzusetzen, und das nicht nur per Akklamation, sondern »in Tat und Handlung«, um aktiv gestaltend etwas zum Besseren zu wenden.

Aktivität kann in einer schlechten, negativen Form aber auch Anzeichen einer Abwehr von Ohnmacht oder unaushaltbaren Affekten sein, weg von einem Spüren und einer psychischen Verarbeitung. Es kann das Agieren unerträglicher Zustände sein, in einem Aktionismus, der sich etwas vom Leib halten zu können meint. Ganz abgesehen davon, dass Handlungen an sich schädigend sein können, verweist die schlechte Aktivität auf eine Vermeidung und einen Ausschluss. Hier taucht vieles auf, was am Prepping kritisiert wurde: Der einzige Weg, eine Angst nicht zu spüren (ohne dass dieser letztlich zum Erfolg führen könnte), besteht darin, handelnd zu steuern, was die Zukunft bringt und bringen soll.

Auch für die Passivität lassen sich zwei Formen beschreiben: Die gute, positive Form der Passivität verweist auf das Vorhandensein eines inneren Raumes, Resonanz und Aushaltenkönnen, auch schwieriger innerer Zustände und Ambivalenz, die Anerkennung der Grenzen von Handlungsmacht und Gestaltung (psychoanalytisch gesprochen: die Anerkennung der symbolischen Kastration; vgl. allgemein z. B. Green, 1990). In der bereits erwähnten Arbeit von Baraitser (2017) werden Formen einer solchen Passivität beschrieben, die man auch als passive Entwicklungsaufgaben bezeichnen könnte: die Pause bzw. Unterbrechung, bestimmte Formen des Wartens, der Aufschub. Sie ermöglichen einen Aufenthalt in der Gegenwärtigkeit, wie oben meinerseits im Kontext des »leeren Wartens« beschrieben. Hier geht es nicht nur um einen meditativen oder Flow-Zustand (obwohl diese eingeschlossen werden können), sondern auch um das (Aus-)Haltenkönnen von Verunsicherung, die durch eine ungewisse Zukunft entsteht.

Andererseits kann Passivität selbstverständlich auch eine schlechte, negative Form annehmen: Das ist der Fall, wenn sich in ihr nur noch Resignation, Aufgabe oder Lähmung zeigen. Es herrscht dann einzig der Verlust einer Ausrichtung auf eine auch nur irgendwie gestaltbare Zukunft oder auf die Möglichkeit einer, dann aktiven, Antwort auf Geschehnisse. Passivität kann ebenso angstgetrieben sein wie die schlechte Aktivität, es ist ein Erstarren, das sich eben nur scheinbar in der Gegenwart aufhält, eigentlich aber von einer Zukunft bestimmt ist, gegen die es keinerlei Mittel gibt (was auch bedeutet, sich einer Ungewissheit gerade nicht auszusetzen, einzig in der Gewissheit des Realitätsgerechten negativer Erwartungen).

Bewältigen hat also eine aktive und eine passive Komponente.

Sowohl für die Aktivität als auch für die Passivität lässt sich eine Form beschreiben, die auf der als unbewältigbar erscheinenden Angst beruht. Daraus lassen sich zwei Folgerungen ziehen: erstens im Hinblick auf die Dialektik der psychoanalytischen Triebtheorie, zweitens im Hinblick auf das Konzept der Mediopassivität.

Die »Entgleisungen« von Aktivität und Passivität erinnern an die Figur einer »Entmischung«, wie Freud (z. B. 1940a, S. 71) sie in seiner späten Triebtheorie für das Verhältnis von Eros und Todestrieb beschreibt. Triebentmischungen sind für Freud (1920g, S. 29) die Grundlage für Destruktivität, insofern, zum Beispiel infolge eines Traumas, libidinöse Triebenergie dazu aufgewendet werden muss, einen Riss im Reizschutz zu kitten, die ansonsten zur Bindung destruktiver Regungen gebraucht wird. Insgesamt lässt sich für das Konzept des Todestriebs (Storck, 2020b) beschreiben, dass es Teil einer Triebkonzeption in der Psychoanalyse ist, in der erotische Momente das Individuum davor bewahren, unlebendig zu werden, und todestriebhafte Momente davor, sich im Exzess einer überschießenden Erregung zu verlieren. Es bedarf eines Mischungsverhältnisses zwischen einem Streben nach Erregung und nach Ruhe, zwischen Motiven der Bindung und der Loslösung.

Ähnliches lässt sich für das Verhältnis von Aktivität und Passivität beschreiben (was auch an Schmidt-Helleraus, 1995, Vorschlag einer negativen Triebenergie erinnert, die sie Lethe nennt, oder an die konzeptuelle Figur, dass der Todestrieb negative Triebziele habe). Die schlechte Aktivität ist eine, der die (gute) Passivität fehlt bzw. die passive Elemente abgespalten hat. Einzig in der Aktivität kann eine Bewältigungsform gesehen werden. Und auch in umgekehrter Richtung lässt sich sagen, dass eine Passivität dann schlecht ist, wenn ihr die Mischung mit dem Vermögen zur Aktivität und Gestaltung fehlt. Das jeweils andere kann »aufgehoben« sein, muss nicht immer als Option mitreflektiert werden, sollte aber als ein grundsätzliches Vermögen offenstehen.

Im vorliegenden Rahmen habe ich mich für Passivität oder leeres Warten stark gemacht, auch um deren Bedeutung als ein Element von Bewältigung zu kennzeichnen, gerade dort, wo es um Abschied, Trauer und Ungewisses geht.

Die zweite Folgerung, die sich ziehen lässt, betrifft das Konzept der Mediopassivität (Han-Pile, 2017), das Sell (2022) für die Psychoanalyse fruchtbar gemacht hat. Er rekonstruiert die Herkunft einer Idee von mediopassiver Agency vor dem Hintergrund eines dritten Modus von Verben in manchen Sprachen, die keine klare Aktivität oder Passivität angeben, sondern auf eine »middle-voice agency« bezogen sind: »The medio-passive agent can be thought of as contributing to a process while being at the same time subjected to this very process« (a. a. O., 359). Mit Han-Pile (2017) und Lear (2006; s. a. Kap. 5.2) skizziert er, wie ein »letting-go« angesichts einer Machtlosigkeit mit einer radikalen Form der Hoffnung in Verbindung gesetzt werde, Machtlosigkeit werde zu einem Teil von (mediopassiver) Agency – man könnte sagen mit einem »Hingeben« statt eines »Aufgebens«, denn die emotionale Bedeutung dessen, dem man sich passivierend aussetzt, ist nicht, wie in einer resignativen Haltung, zurückgetreten. Sell setzt dies nun in Relation zur psychoanalytischen Behandlungstechnik und Haltung im Hinblick darauf, sich in einem professionellen Vorgehen eben dem Moment des Nichthandeln(-Könnens) hinzugeben und gerade so ein hilfreiches, potenziell veränderungswirksames Beziehungsangebot zu machen. Insbesondere auf die Verbindung von Hoffnung, Vertrauen und Dialog werde ich in Kap. 5 zurückkommen.

Die in diesem Abschnitt geäußerten Gedanken tragen zwei weitere Konzepte in sich: Vertrauen und Hoffnung. Auf beide werde ich in Kap. 5.2, in dem es um die Wege der Veränderung gehen wird, wieder eingehen. An dieser Stelle sei darauf verwiesen und kenntlich gemacht, dass die »schlechten«, also vereinseitigten Formen von Aktivität und Passivität solche sind, in denen Vertrauen und Hoffnung verloren sind und allenfalls (vergeblich) heraufbeschworen werden – und es deshalb auch nicht verwunderlich ist, dass Ängste nicht bewältigt, sondern allenfalls vermieden werden können.

Ein Aspekt des leeren Wartens kann ferner leitend für den Blick auf psychische Störungen sein. Ich werde diese wie angekündigt vor allem unter der Perspektive der Zeitlichkeit (einschließlich der intersubjektiv geteilten Zeit) und der Untergangsvorstellungen betrachten. Beiden Momenten unterliegt auch der Bezug zum Objekt in den jeweiligen psychischen Erkrankungen, auch wenn dieser nicht immer explizit ausformuliert wird. Im leeren Warten kann von etwas ausgegangen werden, das ich »umgebende Objekterfahrung« genannt habe (Storck, 2024b): eine vorbewusste Anwesenheit eines Objekts, das hält und aushält und in dieser Weise auch mit Vertrauen und Hoffnung in Verbindung zu sehen ist.

2.6 Was ist »Zeitgeschehen«?

Im vorliegenden Abschnitt ist es mein Ziel, mittels der Kategorie des subjektiven Erlebens von (nichtlinearer) Zeitlichkeit die Voraussetzungen dafür zu schaffen, das »Zeitgeschehen« zu untersuchen, das einerseits von Bedeutung bei psychischen Erkrankungen ist, anderseits eine Rolle in Bezug auf die gesellschaftlichen Zustände und Prozesse spielt, die ich oben als (post-)apokalyptisch bezeichnet habe.

Es kann nun unter Rückgriff darauf in den Blick genommen werden, wie »zu bestimmten Zeiten« gesellschaftliche Stimmungen entstehen und eine bestimmte Dynamik aufweisen. Hinsichtlich der Frage, wie Gesellschaften damit umgehen, dass sich Prozesse gravierenden Wandels einstellen (Klima, Geschlecht, Umwelt etc.), imponiert häufig ein explizites, immer aber ein implizites Bild des Bewahrenwollens oder des »Zurück-zu«.

Verunsicherungen angesichts einer Gegenwart und einer unbekannten oder sich als radikal anders abzeichnenden Zukunft können eine Dynamik hervorrufen, diesen Wandlungsprozessen ausweichen oder sie aufhalten zu wollen, indem man sich auf »die gute alte Zeit« beruft. Diese Einstellung nimmt ja in aller Regel darauf Bezug, dass etwas vor dem Untergang oder radikalen Wandel geschützt werden soll, im äußersten Fall ein politisch-gesellschaftliches System oder das, was als »nationale« Tradition verstanden wird. Oben hatte das im Zusammenhang mit McAfees Transfer von Winnicotts Zusammenbruch-Konzept in einem kollektiven Rahmen bereits eine Rolle gespielt: Das Zurück-zu ist eine kontraphobisch motivierte Versicherung, dass es eine quasinaturgegebene Einheit gab und dass sie Bestand haben wird; eigentlich wehrt sie aber ab, dass es keine Einheit vor einer Bedeutungszuschreibung oder Konstruktion gegeben hat.

Auch wenn natürlich hier nicht dem Neuen euphorisch ein Wert an sich zugesprochen werden soll und gut zu prüfen ist, welche Art von Stabilität vielleicht sozial und emotional bedeutsam sein kann, so geht es doch um die zentrale Figur, dass im Beibehalten des Bisherigen und Bekannten ein kontraphobisches Motiv gesehen werden kann, das ganz wesentlich darin besteht, in einer forcierten Entwicklungslinie mit dem positiv konnotierten und solcherart zu bewahrenden Vergangenen die Zukunft vorhersehbar und beherrschbar zu machen. Das kann zwar ganz konkret auch politischen Motiven folgen, entbirgt aber auch darin das Bemühen um Steuerbarkeit, die Vermeidung der »postapokalyptischen« Aufgaben von Anerkennung eines Wandels, Trauerprozessen u.a., was sowohl Individuen wie ein Kollektiv antreiben kann.

»Zeitgeschehen« wird so nur noch in eine Bahn gelenkt, die letztlich aber Stillstand bedeutet, denn ihr liegt statt einer Angst*bewältigung* eine Angst*vermeidung* zugrunde. Zeit kann nicht geschehen gelassen werden, es geht um eine Auslöschung des zweiten Zustandes, der im Vergleich mit einem ersten erst wirkliche Zeitverhältnisse und damit ein Zeitgeschehen ermöglichen würde.

Auch wenn gesellschaftliche Stimmungslagen, Verunsicherung und die aus ihnen potenziell erwachsenden Entgleisungen einer kontraphobischen Bewahrung samt gruppenbezogener Menschenfeindlichkeit nicht insofern pathologisiert werden können, als ihnen damit das Label eines Symptoms gegeben wird, für das jemand dann nur noch bedingt die Verantwortung trägt (eine Pathologisierung der Gesellschaft oder einzelner Gruppen in ihr droht immer, die Aufgabe konkreter Veränderungen auf das falsche Feld zu verlagern), so lohnt sich im nächsten Kapitel doch der Blick darauf, wie in individuellen Leidenszuständen das subjektive Zeiterleben und die Bedeutung von Untergängen des Selbst und der Welt sich zeigen. Im übernächsten Kapitel werde ich dann zu den (post-)apokalyptischen Zuständen auf gesellschaftlicher Ebene zurückkommen.

KAPITEL 3

Subjektive Zeit und Weltuntergang in psychischen Erkrankungen

Aus dem Bisherigen ist deutlich geworden, dass und in welcher Weise die Frage nach dem subjektiven Zeiterleben wichtig ist, um psychische Gesundheit oder Krankheit zu beschreiben. Es hat sich außerdem gezeigt, dass die Art der Auseinandersetzung mit inneren und äußeren Krisenzuständen und den damit einhergehenden Verunsicherungen und Ängsten auf unterschiedliche Art erfolgen kann. Eine weitere Dimension, die im vorliegenden Kapitel hinzutreten wird, betrifft die Frage danach, welche Rolle ein erwarteter Untergang oder Zusammenbruch im Hinblick auf die Symptome spezifischer psychischer Erkrankungen spielen kann. Das reicht vom Erleben der »zusammenbrechenden« Möglichkeiten, das psychisch bewältigen zu können, was auf einen zukommt (Depression, Angst), über die konkrete Erwartung oder Verarbeitung eines Untergangs der inneren und äußeren Welt in der Schizophrenie bis hin zum konkreten personalen Untergang von Vorstellungen einer erinnerbaren, kohärenten Identität bei einer demenziellen Erkrankung.

Zuvor sollte aber geklärt werden, von welchem allgemeinen Verständnis psychischer Erkrankung und deren Veränderung durch eine psychoanalytische Behandlung im Weiteren ausgegangen wird.

Für eine Betrachtung psychischer Erkrankung ist es lohnenswert, von einem Verständnis dessen auszugehen, was als psychische Gesundheit gelten soll. Das ist aus Sicht der Psychoanalyse besonders relevant, weil ihr oft vorgeworfen wird, ein pessimistisches Bild des Menschen zu transportieren, womit im Wesentlichen gemeint ist, den Blick mehr auf den Menschen als zutiefst konfliktgeplagt und »leidend« zu richten, als auf eine Konzeption von Gesundheit, die stärker die Ressourcen oder Gestaltungsfreiheit des Menschen unterstreicht.

Das ist einerseits insofern richtig, als die Psychoanalyse den psychischen Konflikt als ein zentrales Element dessen ansieht, wie sich die psychische Welt entwickelt und wie sie »arbeitet«. Relevant sind hier auch Freuds (1930a) Bemerkungen in *Das Unbehagen in der Kultur*, in denen er konkret ausformuliert, dass es für den Menschen nicht vorgesehen sei, glücklich zu sein (1930a, S.434), weil er durch sein Eingebettetsein in kulturelle und soziale Zusammenhänge darauf angewiesen sei, seine »egoistischen« Bedürfnisse nach Befriedigung im Sinne der Sozialität zurückzustellen. Allerdings ist damit andererseits gerade nicht gemeint, dass es dem Menschen konstitutionell oder prinzipiell unmöglich wäre, wirklich glücklich oder unbelastet zu sein. Vielmehr ist die Aufgabe beschrieben, für bestimmte Konflikte, die sich aus widerstreitenden Motiven (z.B. »egoistische« und soziale Interessen, von denen in der zeitgenössischen Psychoanalyse nicht das eine oder das andere als primär angesehen wird) ergeben, psychische und auch interpersonelle »Lösungen« zu finden.

3.1 Psychische Gesundheit

In diesem Sinne kann psychische Gesundheit verstanden werden als das Finden »geeigneter« Formen der Konfliktbewältigung. Das wären dann, in Freuds Worten, solche, die es dem Individuum (weiterhin) ermöglichen, »sich so oder anders« entscheiden oder verhalten zu können, statt in Form des Immergleichen, nicht Abwägbaren, nicht Veränderbaren. Es kann dann eine Entscheidung geben, zum Beispiel eine Liebesbeziehung einzugehen oder sich aus einer solchen zu lösen. Oder es kann eine Entscheidung geben, nach dem Verlassen der eigenen Wohnung noch einmal zurückzugehen, um nach dem Herd zu sehen, die aber auch *nicht* getroffen werden kann, das heißt nicht getroffen werden *muss*.

Neben der Charakterisierung als Möglichkeit, sich so oder anders entscheiden und verhalten zu können, lässt sich psychische Gesundheit psychoanalytisch auch als das Vorhandensein der »Liebes-, Arbeits- und Genussfähigkeit« beschreiben, das heißt, sie lässt sich dadurch kennzeichnen, dass jemand in einem interpersonellen, sozialteilhabenden Selbst-Verhältnis stehen kann. Hier ist der Psychoanalyse gelegentlich der Vorwurf gemacht worden, unter der Hand (wieder) ein normatives, sozial (über-)angepasstes und funktionstüchtiges Individuum einzuführen. Entscheidend ist, dass auch bei so etwas wie der »Arbeitsfähigkeit« die Möglichkeit, etwas zu tun oder nicht zu tun oder zwischen unterschiedlichen inneren und äußeren Anforderungen abwägen und in ein ausgewogenes Verhältnis kommen zu können, hervortritt.

Eine nächste Kennzeichnung psychischer Gesundheit wäre in Freuds Struktur- bzw. Instanzenmodell der Psyche zu beschreiben. In diesem Modell veranschaulicht Freud (1923b) die psychischen Instanzen Ich, Es und Über-Ich. Mit dem Es sind die Triebregungen verbunden, die psychischen Kräfte, die dem Lustprinzip und dem Primärprozess folgend darauf abzielen, dass Befriedigung erlangt wird. Das Über-Ich ist die Instanz der Verbote und Gebote, das verinnerlichte Gewissen bzw. die Moralinstanzen, das auch damit verbunden ist, wie jemand sein zu sollen meint oder wofür er gelobt bzw. bestraft zu werden erwartet. Das Ich schließlich ist diejenige psychische Instanz, die zwischen den beiden anderen Instanzen sowie der »Außenwelt« und deren Anforderungen moderieren muss. Es arbeitet unter Einbezug des Realitätsprinzips und folgt dem Sekundärprozess, was bedeutet, dass ein temporärer Aufschub der »egoistischen« Wünsche bzw. deren »Einfädelung« in andere Motive, zum Beispiel soziale, möglich wird.

Dieses Modell liefert nun eine Grundlage dafür, wie allgemein aus psychoanalytischer Perspektive über psychische Gesundheit gesprochen werden kann: nämlich als eine »Gleichabständigkeit« zwischen den Instanzen. Damit ist gemeint, dass zwischen »Triebhaftigkeit«, Gewissenhaftigkeit und Orientierung an den Erwartungen und Anforderungen der Umwelt eine gute Balance gehalten wird und zum Beispiel das Erleben und Verhalten, die jeweils getroffenen Entscheidungen nicht *immer* hedonistisch, nicht *immer* überangepasst und nicht *immer* von Moral und Verbot geleitet sein müssen.

Psychisch gesund ist aus psychoanalytischer Perspektive also mitnichten jemand, in dem keine psychischen Konflikte wirken (oder dass diese alle für das bewusste Erleben immer ganz transparent und ersichtlich sein müssten), sondern entscheidend ist, wie ein Individuum sich durch die eigene Konflikthaftigkeit hindurchmanövrieren kann. Dass es diese gibt, hat aus Sicht der Psychoanalyse damit zu tun, dass zwischen »Egoismus« und Sozialität des Menschen, zwischen positiven und negativen Affekten bzw. allgemein für widerstreitende Motive (Lust-Aufsuchen und Unlust-Vermeiden) ein Weg des Umgangs gefunden werden muss.

3.2 Störungsmodelle und Veränderungsmodelle

Innerhalb der allgemeinen psychoanalytischen Krankheitslehre lassen sich zwei Hauptstörungsmodelle unterscheiden, nämlich das Konflikt- und das Strukturmodell. Hinzu kommt als Drittes das Traumamodell, das allerdings nicht spezifisch psychoanalytisch ist: Es betrifft die Konzeptualisierung psychische Störungen und ihrer Entstehung dahingehend, dass jemand mit einem Ereignis, einer Folge von Ereignissen oder einer beständig wirkenden Belastung oder Bedrohung im Hinblick auf die psychischen Kapazitäten der Verarbeitung oder Bewältigung auf eine Weise überwältigt wird, die Spuren hinterlässt. Dies wird wieder aufgegriffen werden, wenn es in Kap. 3.8 um Traumafolgestörungen geht.

3.2.1 Psychische Störungen und (unbewusste) Konflikte

Das Konfliktmodell psychischer Störungen in der Psychoanalyse beschreibt Symptome als dysfunktionale Lösungsversuche für widerstreitende Motive. Insbesondere für Entwicklungskonflikte (z. B. der psychosexuellen Entwicklung) konnte keine geeignete Bewältigungsweise gefunden werden, sondern nur eine solche, die von starrer Abwehrform und einer Fixierung auf diese Konflikte geprägt ist. Das können Konflikte aus widerstreitenden Wünschen sein oder das Aufeinandertreffen eines Wunsches mit einem (innerpsychischen) Verbot. Ein Konflikt mobilisiert die psychische Abwehr dann, wenn mehr Unlust als Lust erlebt zu werden droht (im Sinne von Freud, 1915d,

S. 249), zumindest ein Teil des Konflikts wird abgewehrt und in dieser Weise unbewusst, was unterstreicht, weshalb die Konfliktlösungen, die gefunden werden können, beschränkt und dysfunktional bleiben: Es ist ja nicht klar, worauf ein bestimmtes Erleben oder Verhalten »antwortet«, was dadurch bewältigt werden soll, so dass diese Versuche einengen und einengend bleiben.

Auch bei Vorliegen eines nicht günstig bewältigten Entwicklungskonflikts schreitet die weitere Entwicklung voran, aber angesichts einer solchen Fixierung auf bestimmte phasenspezifische Aufgaben und damit einhergehende Konflikte bleibt eine bestimmte »Anfälligkeit« bestehen, ein Konflikt wird »lebensbestimmend« als eine Art wunder Punkt. An diesen stößt das Individuum im weiteren Leben, zum Beispiel in Paarbeziehungen, im Verhältnis zwischen den Generationen usw. Bestimmte aktuelle Erlebnisse (z. B. interpersonelle Konflikte oder interpersonelle Situationen, die an bestimmte intrapsychische Konflikte im Sinne widerstreitender Motive rühren, aber auch globaler gesprochen: »Versuchungs- oder Versagungssituationen«) aktualisieren das Konfliktmuster, für das in vorangegangenen Situationen »nur« ein abwehr-, das heißt kontraphobisch bestimmter Weg der (Pseudo-) Bewältigung gefunden werden konnte.

Die Folge dessen ist, dass jemand auf bestimmte Situationen immer mehr oder weniger auf dieselbe Weise reagiert und sein Erleben und Handeln somit auf wenige Muster eingeschränkt bleibt und sich ein Leidensdruck einstellt. Das ist es, was konfliktbedingt entstandene Symptome einer psychischen Erkrankung ausmacht.

3.2.2 Psychische Störungen und Struktur

Das Strukturmodell als zweites großes psychoanalytisches Modell zur Entstehung und zu den Äußerungsformen psychischer Störungen betrifft stärker Aspekte der Persönlichkeit, das heißt, es ist weniger auf relativ Isolierbares in einer Symptomatik (z. B. eine konkret beschreibbare und umschriebene Zwangshandlung) bezogen, als beispielsweise darauf, wie jemand (sich selbst in) Beziehungen zu anderen erlebt oder wie jemand mit seinen emotionalen Zuständen umgeht. Hier ist ein Verständnis struktureller psychischer Funktionen oder Fähigkeiten heranzuziehen (vgl. z. B. Rudolf, 2002; Arbeitskreis OPD, 2023), die sich in drei Bereiche unterteilen lassen: Sie haben mit dem Vermögen zur *Regulierung, Integration* oder *Differenzierung* zu tun.

Die Regulierung kann die Affekte betreffen, die Nähe zu anderen oder den Selbstwert. Zur Integration können Bereiche wie das integrierte Bild gehören, das jemand von sich selbst oder von anderen hat, oder auch die Fähigkeit, unterschiedliche Affektlagen zusammenbringen zu können (z. B. Beispiel im Vermögen, Ambivalenzen auszuhalten oder den Umstand anzuerkennen, dass zur selben Person auch unterschiedliche Affekte gespürt werden können). Die Differenzierung schließlich kann darauf bezogen sein, sich selbst vom Anderen unterscheiden zu können oder verschiedene Affekte voneinander unterscheiden zu können (statt etwa »nur« erleben zu können, dass eine hohe Intensität da ist, ohne genauer bestimmten zu können, um welche Erlebnisqualität es geht). Auf der Strukturachse der Operationalisierten Psychodynamischen Diagnostik (Arbeitskreis OPD, 2023) werden die strukturellen Fähigkeiten noch genauer ausdifferenziert.

Die an dieser Stelle stärker überblicksartig erfolgende Skizze macht jedoch bereits deutlich: Im Strukturmodell geht es insofern um psychische Strukturen, als auf diese Weise beschreibbar wird, was es heißt, wenn jemand auf manche der beschriebenen Fähigkeiten dauerhaft nicht zurückgreifen kann, etwa aufgrund wenig förderlicher Entwicklungsbedingungen.

Am Beispiel der Regulierung von Affekten lässt sich das besonders gut veranschaulichen: Die Fähigkeit zur Affektregulierung entwickelt sich infolge sozialer Interaktionen, sie liegt nicht von Beginn an schlicht vor. Der Säugling und das Kleinkind machen (hoffentlich) Erfahrungen mit einem aufnahmefähigen, resonanten Gegenüber, das die kindlichen Affekte (markiert) spiegeln kann (so z. B. beschrieben in: Fonagy et al., 2010). Damit ist gemeint, dass beim Gegenüber »ankommt«, was das Kind fühlt, es macht die Erfahrung, dass für den Anderen sein Gefühlsleben erkennbar, verstehbar und einfühlbar ist und dass der Andere etwas damit »anstellt«, also sich zum Gefühl in eine Beziehung setzt – zum Beispiel im Trösten. Zu Beginn erlebt das Kind »nur« Disstress, erst durch die (fortgesetzte) markierte Spiegelung erfährt es eine Differenzierung seiner inneren Zustände (bzw. dass es sie – als innere – überhaupt gibt), dass sie zusammengehören und – das ist an diesem Beispiel das Entscheidende – dass sie reguliert werden können (statt entweder komplett ausgeschlossen werden zu müssen oder von ihnen überflutet zu werden). Schrittweise kann dann etwas von dieser zunächst interpersonell gefundenen »Funktion« verinnerlicht werden, so dass das Kind innerlich auf die Fähigkeit zur Affektregulierung zurückgreifen kann.

Von daher leuchtet es auch ein, in welcher Weise sich problematische Beziehungserfahrungen und Bedingungen der psychosozialen Entwicklung auf die Entwicklung struktureller psychischer Fähigkeiten auswirken. Ebenso wird deutlich, dass es sich dann in der Regel auch um Schwierigkeiten handelt, die viele bzw. alle Lebensbereiche berührt, weil in erster Linie das Erleben von Selbst, Affekten und Beziehungen betroffen ist.

Ein besonderer Bereich struktureller Fähigkeiten ist die Mentalisierung (vgl. z. B. Taubner, 2015). Bei dem Konzept handelt es sich, so könnte man sagen, um eine Art Metafähigkeit des Psychischen, die sich in unterschiedlichen einzelnen strukturellen Fähigkeiten zeigt. Unter Mentalisieren versteht man grundlegend das Vermögen, sich das eigene Verhalten und das Verhalten anderer als etwas vorzustellen, das auf inneren Zuständen (Gedanken, Gefühlen, Absichten) beruht – statt nur auf der Ebene von Handlungen erklärbar zu sein (z. B.: »Er hat zugeschlagen, weil er zuschlagen wollte«) bzw. derart, dass Vorstellungen zur inneren Welt letztlich nur eine Verdopplung dessen darstellen, was sich beobachten lässt. Man geht davon aus, dass die Fähigkeit zur Mentalisierung auch einen »Puffer« zwischen Affekt und Handlung darstellt, das heißt, dass sie es ist, die dafür sorgt, dass jemand in (intensiven) affektiven Zuständen über einen Spielraum verfügt, statt direkt »in die Handlung« (z. B. eine gewaltvolle) gehen zu müssen.

Mentalisieren behält einen repräsentationalen Charakter: In ihm ist das Wissen darum inbegriffen, dass die psychische Innenwelt anderer prinzipiell unzugänglich ist – wir gewinnen also kein Abbild der Innerlichkeit anderer, sondern unser eigenes Bild von der Innerlichkeit des Anderen. Das lässt erkennen, dass Mentalisieren adäquat oder – als dann Pseudomentalisieren – verzerrt geschehen kann. Jemand kann sich ja eine Menge Gedanken zu anderen machen, damit aber mehr oder weniger absurd falsch liegen. Man spricht von Pseudomentalisieren oder von Mentalisierungsfehlern, die sich darin äußern können, dass jemand den repräsentationalen Charakter des Mentalisierens (also die »Ich-Perspektive« darin) übersieht, in ein »Hypermentalisieren« gerät (und sich in komplexen, nur scheinbar differenzierten Überlegungen zu sich und anderen verliert) oder auch Handlungen als »Beweise« für innere Zustände auffasst. Ein wichtiger Aspekt ist außerdem in der Unterscheidung zwischen Wirkung und Intention zu sehen: Ein Mentalisierungsfehler kann etwa darin bestehen, dass jemand aufgrund der Wirkung, die die Handlung des Gegenübers hat, auch unterstellt, dass diese Wirkung beabsichtigt war, zum Beispiel: »Weil mich verletzt hat, was du gesagt hast, musst du es auch in der Absicht gesagt haben, mich zu verletzen.«

3.2.3 Veränderungsmodelle in der Psychoanalyse

Auf der Grundlage der beiden *Störungs*modelle (Konfliktmodell und Strukturmodell) lassen sich auch allgemeine *Veränderungs*modelle aus Sicht der Psychoanalyse beschreiben. Mit dem Konfliktmodell kann man tendenziell eher das Modell der Förderung von Einsicht in unbewusste, konflikthafte Bedeutungen verbinden, mit dem Strukturmodell tendenziell das Modell der korrigierenden emotionalen Erfahrung. Allerdings ist weder von einer absoluten Trennung der Modelle für die Beschreibung einer jeweiligen psychischen Störung oder deren individueller Ausformung noch von einer klaren Zuordnung eines der beiden Störungsmodelle zu einem der beiden Veränderungsmodelle auszugehen; sie liefern gleichwohl Orientierung.

Mit der Förderung von Einsicht ist gemeint, dass psychische Veränderung dann entsteht, wenn jemand besser als vorher darum weiß, was ihn in einer bestimmten Weise erleben oder handeln lässt. Teil der Störungstheorie ist ja, dass ein Teil des psychischen Konflikts abgewehrt wird, so dass sich entsprechend sagen lässt, dass ein Lockern der Abwehr, die Möglichkeit, etwas zu erleben, zu dem zuvor der Zugang verstellt gewesen ist, eine Veränderung auf den Weg bringt. In Freuds (1919a, S. 185) Auffassung der Psychoanalyse als einer Zerlegung, vergleichbar mit einer chemischen Analyse, besteht die psychoanalytische Aufgabe darin, etwas in seine psychischen Elemente zu zerlegen und die Bedingungen und Wege seiner Entstehung nachzuverfolgen. Das Finden neuer Konfliktlösungen und Bewältigungsformen obliegt in Freuds Sicht dann nicht der Psychoanalyse – die Synthese kann das um seine Konflikte wissende Individuum dann selbst bzw. ohne die Hilfe des Analytikers leisten (und sollte es auch, angesichts dessen, dass in der Psychoanalyse nicht »vorgegeben« ist, was die »bessere« Konfliktlösung ist).

Im Hinblick auf dieses Modell ist allerdings bereits eine Einschränkung zu machen. Denn indem der Analytiker oder die Analytikerin gemeinsam mit dem Patienten oder der Patientin anschaut, wie mit dessen bzw. deren Weg, mit sich, der eigenen inneren Welt, der eigenen Vergangenheit, Gegenwart und Zukunft umzugehen, was daran zu verstehen und worin Einsicht zu erlangen ist, bereitet er oder sie eine »Synthese« im Sinne anderer Bewältigungsformen ja bereits vor. Die »neuen Lösungen« finden in Beziehungen statt und äußern sich darin, und diejenige Beziehung, in welcher das »anders als bisher« stattfindet, ist gerade die Beziehung zum Analytiker oder zur Analytikerin.

Im Modell des Erlangens von Einsicht ist das so explizit nicht ausformuliert, weshalb ihm in der Regel das zweite Modell, das der korrigierenden emotionalen Erfahrung, zur Seite gestellt wird; nicht als absolute Alternative, sondern als eine Akzentverschiebung. Man kann davon ausgehen, dass die Elemente beider Modelle in unterschiedlicher Gewichtung Veränderung ermöglichen, was sich etwa anhand dessen verstehen lässt, dass Einsicht in Bedeutungen dann veränderungswirksam ist, wenn sie in einer Beziehung stattfindet, und umgekehrt das Veränderungswirksame einer Beziehung damit zu tun hat, zu verstehen und verstanden zu werden.

Im Modell der korrigierenden emotionalen Erfahrung (Alexander & French, 1946) ist entscheidend, dass sich in der Beziehung in einer Psychoanalyse etwas davon wiederholt, »wie es immer war« und wie es erwartet wird – eine Re-Inszenierung insbesondere der problematischen Anteile der früheren und verinnerlichten Beziehungen und/oder der unerfüllten Wünsche und Sehnsüchte. Entscheidend, und das ist das potenziell »Korrigierende« darin, womit selbstverständlich nichts Manipulatives gemeint ist, ist, dass aus diesen Wiederholungen ein anderer Ausgang genommen werden kann als in den bisherigen (negativen und/oder verzerrten) Erwartungen. Dies ist ferner verbunden mit der Erfahrung, etwas durch den Analytiker oder die Analytikerin interpersonell Bereitgestelltes schrittweise verinnerlichen zu können, also eine »Nach-Entwicklung« im Sinne der strukturellen psychischen Fähigkeiten.

3.3 Das Vermögen, sich selbst auf die Couch zu legen

Ein wichtiges Ziel einer psychoanalytischen Behandlung besteht dann darin, die Möglichkeiten zu schaffen, dass jemand innerlich auf das zurückgreifen kann, was während der Therapie interpersonell zur Verfügung gestellt wurde und erfahren werden konnte. Damit ist weniger ein Einüben gemeint oder eine Selbstinstruktion als der Rückgriff auf psychische Funktionen im allgemeineren Sinn; also, wenn man so will: das Vermögen, sich selbst auf die Couch legen zu können.

Das Beispiel der Affektregulierung kann auch hier zur Verdeutlichung dienen: Im Fall einer entsprechenden Zielsetzung in der Behandlung ist während dieser die Erfahrung gemacht worden, dass das Gegenüber, hier der Therapeut oder die Therapeutin, etwas mit den eigenen, vermeintlich überwältigenden oder unerwünschten Affekten anzufangen weiß, das heißt dazu beitragen kann, dass diese weniger überwältigend sind. Im Verlauf der Therapie kann diese interpersonell bereitgestellte Funktion internalisiert werden und wird zu etwas, was die betroffene Person selbst (und intrapsychisch) mit den Affekten anfangen kann.

Etwas Ähnliches kann auch allgemeiner für die Möglichkeiten der Introspektion oder Einsichtnahme und damit auch den Umgang mit psychischen Konflikten gesagt werden. Dabei ist wichtig zu betonen, dass das Ziel damit nicht in einer psychischen Selbstoptimierung und/oder Selbsttransparenz besteht, sondern auch in der Möglichkeit, auf sich, auf die Vergangenheit und auf Zukünftiges zu blicken und sich dabei von einem absoluten, kontrollierenden Zugriff darauf lösen zu können (ebenso wie vom absoluten Sichübergeben an jemand anderes, dem Schutz und Kontrolle zugemessen wird).

Zwiebel (2019) spricht von einer inneren Couch und meint damit so etwas wie eine (selbst-)analytische Fähigkeit der Erkundung eigener Affekte, Fantasien, Motive u. a.: Die innere Couch ist der »Ausdruck der Verinnerlichung des Settings der psychoanalytischen Situation« (a. a. O., S. 9).

Etwas »auf der Couch« zu betrachten, soll im vorliegenden Rahmen als Metapher verstanden werden – als Bild dafür, dass ein psychoanalytischer Zugang und eine entsprechende Betrachtungsweise für das Verstehen und Verändern individueller und gesellschaftlicher Krisenzustände einen wichtigen Beitrag leisten kann (s. Kap. 1). Das ist auch insofern wichtig, als etwa die Indikation für die psychoanalytische Behandlung von Menschen, die an einer Schizophrenie oder einer Demenz erkrankt sind, zwar gegeben sein kann, diese Behandlung dann aber in aller Regel nicht »auf der Couch« im Sinne des konkreten Möbelstücks stattfinden wird, sondern »im Geiste der Couch«, das heißt in Rückgriff auf die, in der Regel dann modifizierte, behandlungstechnische Methode der Psychoanalyse. Auch das Bild der »inneren Couch« sollte dementsprechend als ein Bild für das Vermögen zu Introspektion und Selbstreflexion verstanden werden.

Dass ein solcher Rückgriff auf die innere Couch ein Ergebnis einer Psychoanalyse sein kann, aber natürlich auch ein Merkmal psychischer Gesundheit, dahingehend, dass jemand mit Offenheit und Neugier auf sein persönliches So-Geworden-Sein blicken kann, sich mit verschiedenen Möglichkeiten des Erlebens, Fühlens, Entscheidens und Handelns in der Gegenwart zu bewegen vermag und auch in einer Weise auf die Zukunft blicken kann, die eine Toleranz für Verunsicherung einschließt, verweist die Frage nach Merkmalen psychischer Gesundheit einmal mehr auf die Zeitlichkeit bzw. das subjektive Zeiterleben.

3.4 Zeiterleben und psychische Erkrankung

In ganz allgemeiner Weise erweist sich das subjektive Zeiterleben als eine relevante Kategorie, wenn es um psychische Gesundheit oder Krankheit geht. Fuchs (2013) hebt beispielsweise hervor, dass es hinsichtlich des Verhältnisses der subjektiven Zeit zur sozialen Zeit(lichkeit) zu einer Verlangsamung oder zu einer Beschleunigung kommen kann (also zu einer Störung in der Synchronizität mit einer intersubjektiv teilbaren Zeit). Ersteres ist beispielsweise bei der Depression der Fall: Subjektiv besteht der Eindruck, mit dem Tempo der Zeit, die einen umgibt, nicht mithalten zu können. Jemand erlebt Erschöpfung, ist schwerfällig, die subjektive Zeit dehnt sich wie Kaugummi, während die soziale Zeit an ihm vorbeirast. Am anderen Ende eines polaren Modells liegt die Beschleunigung der subjektiven Zeit, etwa in der Manie: Jemand erlebt, ständig warten zu müssen, aber nicht abwarten zu können. Schlafbedürfnisse treten in den Hintergrund, die Gedanken laufen ihm davon, springen und sind von hoher Geschwindigkeit geprägt. Beide Formen erschweren den Aufenthalt in einer intersubjektiv geteilten Zeit.

Auch bei anderen psychischen Erkrankungen ist das subjektive Zeiterleben beeinträchtigt, wenn auch in anderer Weise als im eben beschriebenen polaren Modell der intersubjektiven Asynchronizität. So spielt es etwa bei der Schizophrenie, wie Fuchs (2013) ausführt, eine Rolle, dass die Inkohärenz des Selbsterlebens bzw. die gestörten Ich-Grenzen auch damit in Verbindung stehen, das eigene Selbst nicht im Zeitverlauf als etwas erleben zu können, das mit sich selbst identisch ist. Es ist auch eine zeitliche Fragmentierung der eigenen Erfahrung.

Weiß (2012) beschreibt in klinischer Hinsicht »zeitlose Zustände« im Sinne einer Zeitlosigkeit, die in der Vergangenheit oder die in der Zukunft liegen kann. In beiden sind Orte des seelischen Rückzugs (Steiner, 1993) beschrieben, die den zeitlichen Verlauf und damit eine Entwicklung, verhindern sollen (z. B. weil Vergänglichkeit oder Verlust derart unerträglich sind). Birksted-Breen (2009) akzentuiert die »Widerhall-Zeit«, deren auditives Grundmodell in Prozessen des Einschwingens zwischen den ersten Bezugspersonen und dem Kind gesehen werden. Fehlt die Erfahrung, dass kindliche Erwartungen »zeitnah« und angemessen vom Anderen aufgenommen und beantwortet werden (also der »Widerhall« der kindlichen Bedürfnisse), resultiert daraus nach Birksted-Breens Sicht auch eine Störung des Zeitgefühls. Sie akzentuiert ein »Einfrieren« in der Zeit und die Unfähigkeit, das Vergehen von Zeit zu ertragen. Dieses Modell des gestörten subjektiven Zeiterlebens ist also direkt auf Manifestationen im Zusammenhang psychischer Störungen bezogen.

Im Hinblick auf ein allgemeines Modell einer Pathologie des subjektiven Zeiterlebens, wie ich es im vorliegenden Rahmen vertrete, kann man sagen, dass es um Störungen der Gegenwärtigkeit geht, um Störungen in einem zeitlichen Aufenthalt im Moment zwischen Vergangenheit und Zukunft als Teil einer Verknüpfung linearen Zeiterlebens (ein So-Geworden-Sein und ein Zukünftiges als miteinander in Kontinuität stehend) und nichtlinearen Zeiterlebens (das es z. B. ermöglicht, gegenwärtig einen Affekt zu erleben, der mit Erinnerung oder Erwartung zu tun hat).

Man kann sich das in der folgenden Weise vorstellen: Vor dem Hintergrund eines Modells des linearen Zeitverlaufs aus Vergangenheit, Gegenwart und Zukunft bewegt sich das nichtlineare subjektive Zeiterleben. Im Fall eines beeinträchtigten Zeiterlebens kann man sagen, dass zwei »Richtungen« eine Rolle spielen:

1. Die Wirkung vergangener Erlebnisse (einschließlich »innerer« Erlebnisse wie Fantasien) auf die Gegenwart: insbesondere unbewusst gebliebene oder gewordene Aspekte der Vergangenheit wirken auf das gegenwärtige Erleben, schränken womöglich ein, wie jemand sich in einem Moment erleben kann, welchen Spielraum von Erleben, Fühlen und Entscheiden jemand hat. Und dies wirkt sich natürlich auf die Zukunft aus, etwa im Hinblick auf Misstrauen oder Angst bzw. negative Erwartungen.
2. Die Wirkung der Erwartung (»realistischer« wie irrationaler) von Zukünftigem auf die Gegenwart: Insbesondere auf Zukünftiges gerichtete Ängste beeinflussen in hohem Maße das Erleben der Gegenwart, vor allem dahingehend, dass jemand gegenwärtig Angst erlebt, er sich schützen zu müssen meint und/oder ihm die Möglichkeit verloren geht, auch andere als negative Erwartungen ausbilden zu

können oder auf negative Ereignisse gestaltend reagieren zu können. Auch hier können unbewusste Aspekte eine Rolle spielen, etwa dass der Inhalt einer angstvollen Zukunftserwartung bewusst nicht zugänglich ist und jemand »nur« die Notwendigkeit erlebt, auf alle Eventualitäten vorbereitet zu sein, auch weil u. U. die Angst vor der Zukunft sich gerade auf das Unbestimmte richtet (und nicht z. B. auf die Gefahr, bei Nahrungsmittelknappheit nicht vorbereitet zu sein). Ebenso findet sich auch hier der Einfluss der anderen Zeitrichtung im linearen Sinn, nämlich der Einfluss der Vergangenheit darauf, wie auf die Zukunft geblickt wird, etwa in wenig vertrauensvoller Weise.

Es ergibt sich in dieser Weise ein Modell der Wechselwirkungen von Vergangenem und Zukünftigem aufeinander. Dabei lässt sich auch die Richtung einer Wirkung des Zukünftigen auf die Erinnerung finden: Zukunftsgerichtete Ängste verändern, wie die Vergangenheit gesehen wird, sei es als »gute alte Zeit« ohne Gefahren und Unbekanntes, sei es als Grund für einen Verlust von Vertrauen oder Optimismus in die Welt.

Kulminationspunkt der verschiedenen Wirkungen der »Stationen« des linearen Zeitverlaufs, in dem Vergangenes zeitlich »vor« dem Zukünftigen liegt, ist das gegenwärtige Erleben, in dem dann auch nichtlineare Momente des subjektiven Zeiterlebens die zentrale Rolle einnehmen. Entscheidend ist, dass etwas im Gefüge des linearen und nichtlinearen Zeiterlebens eine Blockade einzieht, die man sich so vorstellen kann, dass Ängste dafür sorgen, dass nicht mehr mit einer ausreichenden Offenheit und Toleranz für Ungewisses, potenziell Verunsicherndes auf die Zukunft geblickt werden kann. Angst erscheint unaushaltbar. Auf diesen entscheidenden Wegpunkt, nämlich die Frage, wie mit Ungewissheit und unbestimmter Veränderung psychisch umgegangen werden kann und ob eine Toleranz für Verunsicherung gegeben ist, werde ich später noch gesondert zurückkommen.

Es erfolgt im Weiteren ein Blick auf die Bedeutung des Zeiterlebens und von Untergangsvorstellungen bei: Schizophrenie, Depression, Angststörungen, Traumafolgestörungen und Demenz. Beide Betrachtungsebenen lohnen sich natürlich auch bei anderen psychischen Erkrankungen, so weist beispielsweise Fuchs (2013) darauf hin, dass sich

Zwangsstörungen insbesondere als Störungen im subjektiven Erleben der expliziten Zeit verstehen lassen, nämlich dahingehend, dass der lineare Verlauf der Zeit unter einer absoluten Kontrolle gehalten werden muss. Auch hier kann von einer fehlenden psychischen Toleranz für das Ungewisse oder das Unvollständige ausgegangen werden (vgl. z. B. Ecker & Gönner, 2017).

3.5 Schizophrenie

Die Schizophrenie kann in allgemeiner Hinsicht als eine Denkstörung bezeichnet werden, wobei Störungen des formalen Denkens (also der Denkprozesse, das heißt *wie* jemand denkt) und Störungen des inhaltlichen Denkens (also dessen, *was* jemand denkt) unterschieden werden können. Dies äußert sich in Symptomen wie dem Gedankenentzug, der Gedankeneingebung, einem inkohärenten Denken sowie in (v. a. akustischen) Halluzinationen oder (v. a. paranoidem) Wahnerleben. Neben solchen »positiven« Symptomen (die zum »gewöhnlichen« psychischen Erleben hinzutreten) treten in der Regel auch »negative« Symptome auf, die mit dem »Wegfall« psychischer oder psychosozialer Funktionen zu tun haben, u. a. sozialer Rückzug, Vernachlässigung von Körperpflege, Apathie u. a.

Aus psychoanalytischer Perspektive kann man sagen, dass die Störungen des formalen Denkens psychodynamisch gegenüber denen des inhaltlichen Denkens primär sind (vgl. allgemein auch Storck & Stegemann, 2022): Im Mittelpunkt steht die Ich-Störung, die nicht zuletzt in einer gestörten Selbst-Objekt-Differenzierung besteht, es fällt jemandem schwer, das subjektive Innere vom Äußeren zu unterscheiden, es kommt zu (ängstigendem) Erleben von Verschmolzensein bzw. wechselseitigem Eindringen, Affekte und Gedanken sind nicht von einer »Meinhaftigkeit« geprägt, fühlen sich fremd an oder als etwas, was nicht geschützt werden kann. Dies lässt sich auch als eine Symbolisierungsstörung beschrieben: Eine Unterscheidung verschiedener Realitätsebenen (Wahrnehmung, Vorstellung, Fantasie, Traum) ist erschwert, es herrscht ein Konkretismus des Denkens vor.

Die Folge einer Störung des formalen Denkens ist zunächst die Verwerfung, ein Abwehrmechanismus, der beschreibt, wie das Objekt (wie fragmentiert auch immer) aus dem psychischen Erleben »herausgeworfen« wird, weil nur so überhaupt ein Abstand oder eine Trennung davon möglich werden kann. Da dies aber weitere Ängste mobilisiert, angesichts der völligen Isolation und Beziehungslosigkeit, werden in einem zweiten Schritt, durch Projektion, wieder »neue« Objekte gebildet, die gleichwohl ängstigend sind und in Form paranoider Ängste wiederkehren. Jemand erlebt sich nun in Relation zu Objekten, diese sind aber bedrohlich und bizarr.

Während also zunächst eine Störung des formalen Denkens besteht (Selbst-Objekt-Differenzierung, Realitätsprüfung, Symbolisierungsfähigkeit), resultiert daraus gerade die Störung des inhaltlichen Denkens, also das Wahnerleben. Freud (1911c) hat deshalb vom paranoiden Wahn als einem »Heilungsversuch« oder »Wiederaufbau« (a.a.O., S. 308) gesprochen, er ist die Antwort auf die Objektlosigkeit. Somit schwankt auf diese Weise der oder die an einer Schizophrenie Erkrankte zwischen zwei Positionen, die beide überaus ängstigend sind: zwischen der Angst vor der Objektlosigkeit und Isolation einerseits und der Angst vor dem Objekt als bedrohlich und vernichtend andererseits.

3.5.1 Zeitlichkeit und Schizophrenie

Die Folgen für das subjektive Zeiterleben beschreibt beispielsweise Fuchs, der das Moment einer »temporal self-disintegration« (2019, S. 436) darin erkennt bzw. von einem »weakening of the synthesis of inner-time-consciousness« (a.a.O., S. 435) spricht. Die Fragmentierung, die das Denken von an Schizophrenie Erkrankten auszeichnet, betrifft auch das Zeiterleben. Die Synthese einer personalen Identität ist erschwert und das bedeutet auch, dass insbesondere das implizite Zeiterleben gestört ist. Fuchs nutzt seine Unterscheidungen zwischen einer impliziten Zeit (unterteilt in einen kognitiven und einen affektiv-konativen Teil) und einer expliziten Zeit, um zu akzentuieren, dass das Zeiterleben in der Schizophrenie vor allem in einer Störung der kognitiven Dimension des impliziten Zeiterlebens besteht. Das Zusammenfließen von Vergangenheit und Zukunft im gegenwärtigen Erleben ist insofern gestört, als eine Synthese, die darin besteht, die persönliche Geschichte als »meine« zu verstehen, nicht gelingt. Die Selbst-Erfahrung ist auch temporal fragmentiert.

Das subjektive Zeiterleben in der Schizophrenie lässt sich auch unter der Perspektive des formalen Denkens betrachten. Die Fragmentierung des Erlebens findet somit auch Ausdruck in einer erschwerten Orientierung im Hinblick auf Person, Ort und Zeit. Jemand kann manchmal nur schwer oder fehlerhaft angeben, wer er ist, wo und in welcher Zeit er sich befindet. Hier kommen Störungen des inhaltlichen Denkens ins Spiel, in Form von Verkennungen auf allen drei Ebenen, etwa dann, wenn sich jemand für Napoleon hält, den aktuellen Moment 40 Jahre zurückdatiert und die psychiatrische Klinik für eine Grundschule hält. Unter diesen Störungen der Orientiertheit ist im vorliegenden Rahmen besonders die Orientierung in der Zeit von Belang: Es zeigt sich die Fragmentierung, aber auch die Desorientierung des subjektiven Zeiterlebens sowohl hinsichtlich einer mit anderen geteilten und »aktuellen«, gegenwärtigen Zeit als auch im Hinblick auf Zeitverläufe oder zeitliche Abstände (so muss es etwa kein Widerspruch sein, dass jemand als Napoleon bereits 250 Jahre lang gelebt hat).

3.5.2 Untergangsvorstellungen und Schizophrenie

Paranoide Ängste bei von Schizophrenie betroffenen Menschen sind in aller Regel umfassend oder existenziell. Das Gefühl des »Gemachten«, das oft auftritt, führt zu Ängsten und einem Bedrohungserleben, in das entweder alle eingeweiht sind (und entsprechend zusammenarbeiten, gegen den Betroffenen oder die Betroffene), oder bei dem gewaltige Mächte am Werk sind, zum Beispiel Geheimdienste, Technologien, Außerirdische. Das Individuum ist im großen Stil bedroht, das heißt, es droht die Vernichtung, der subjektive Untergang.

Allerdings lassen sich auch die Symptome selbst als »Untergang der subjektiven Welt« (Freud, 1911c, S. 307) beschreiben: In der Tat stellt es einen permanenten Zusammenbruch der individuellen psychischen Welt dar, wenn das Denken inkohärent und fragmentiert ist, wenn also personale Identität sich immer wieder verflüchtigt. Und auch in sozialer Hinsicht bringt die Erkrankung es nicht selten mit sich, dass konkret etwas verloren geht in beruflichen und/oder sozialen Strukturen.

Als einer der bekanntesten (und als Erstes beschriebenen) Fälle einer schizophrenen Erkrankung kann das Buch *Denkwürdigkeiten eines Nervenkranken*, verfasst von Daniel Paul Schreber (1903), herangezogen werden. In dieser Selbstbeschreibung einer seiner insgesamt drei schweren psychotischen Episoden im Rahmen dessen, was wir heute als paranoide Schizophrenie bezeichnen würden, schildert Schreber sein Wahnerleben während eines Aufenthaltes in der psychiatrischen Klinik. (Bekannt wurde das Buch auch durch die wenig später erfolgende Untersuchung Freuds, 1911c, welche die Grundlage der psychoanalytischen Psychosentheorie darstellt; vgl. zu dieser auch Küchenhoff, 2012.)

Ich möchte an dieser Stelle einen Aspekt der Schreber'schen Darstellung herausgreifen, nämlich die Verknüpfung des persönlichen Untergangs mit dem »planetaren«. Schreber bezeichnet seine Zeit in der Psychiatrie bzw. des Leidens unter den psychotischen Symptomen als »die grausigste Zeit«, aber auch als »die *heilige* Zeit« seines Lebens (1903, S. 47). Sein Wahnerleben ist in starkem Maß auf Gott bezogen und auf die Vorstellung, von diesem ausgewählt zu sein, um ein neues Menschengeschlecht zu begründen.

Manches an Schrebers Erleben ist hochpersönlich, er beschreibt einen subjektiven Untergang: »[I]ch habe die Erinnerung, daß ich in einem Zimmer [...] im Bette lag und dabei das deutliche Bewußtsein eines allmählichen Auslöschens meiner Seele hatte, ein Zustand, der übrigens, abgesehen von wehmütigen Erinnerungen an meine Frau, deren ich dabei viel gedachte, durchaus den Charakter eines schmerzlosen friedlichen Hinüberschlummerns hatte« (a. a. O., S. 54).

Eng damit verbunden ist aber auch das Beschreiben bzw. die Gewissheit einer Vernichtung des Lebens auf der Erde: »Dabei hat sich aus der Gesamtheit meiner Erinnerungen der Eindruck in mir festgesetzt, als ob der betreffende nach gewöhnlicher menschlicher Annahme nur drei bis vier Monate umspannende Zeitraum in Wirklichkeit eine ungeheuer lange Zeit umfaßt haben müsse, als ob einzelne Nächte die Dauer von Jahrhunderten gehabt hätten, sodaß innerhalb dieser Zeit sehr wohl die tiefgreifendsten Veränderungen mit der ganzen Menschenheit mit der Erde selbst und dem ganzen Sonnensystem sich vollzogen haben konnten. In Visionen war wiederholt davon die Rede gewesen, daß das Werk einer 14000jährigen Vergangenheit verloren sei – diese Ziffer sollte wahrscheinlich die Zeitdauer der Bevölkerung der Erde mit Menschen bezeichnen – wenn ich nicht irre, wurde die Ziffer 212 genannt –; in der letzten Zeit meines Aufenthalts in der Flechsig'schen Anstalt erachtete ich diesen Zeitraum für bereits abgelaufen, hielt mich demzufolge für den einzigen noch übrig gebliebenen wirklichen Menschen und die wenigen menschlichen Gestalten, die ich außer mir noch sah [...] nur für hingewunderte, ›flüchtig hingemachte Männer‹« (a. a. O., S. 53).

Dies soll als ein Beispiel dafür gelten, wie stark bei Schizophrenie ein »Untergang« ausgeprägt sein kann, sowohl im Hinblick auf das formale Denken (die Zerstörung der persönlichen Strukturen einer subjektiven Welt) als auch im Hinblick auf das inhaltliche Denken (es finden sich Anzeichen nicht nur für die Vernichtung der subjektiven Lebenswelt, sondern auch für die Vernichtung großer Teile des Lebens auf der Erde oder gar des Planeten selbst).

3.6 Depression

Zentral in der Depression sind der niedergedrückte Affekt, das Vorkommen von Schuldgefühlen bzw. Selbstzweifeln sowie die unter dem Ausdruck »somatisches Syndrom« zusammengefassten Aspekte wie zum Beispiel Anhedonie, Libidoverlust, Schlafstörungen. Meist wird die sogenannte »depressive Triade« beschrieben: Negative Erwartungen bezogen auf das Selbst, die Umwelt und die Zukunft sind leitend – ich bin schlecht, alle anderen sind schlecht, die Zukunft ist schlecht. Dabei erscheint im Blick auf die Zukunft vor allem auch die Unbewältigbarkeit bzw. die Unveränderbarkeit.

Psychoanalytisch wird bezüglich der Depression oft die Perspektive eines chronifizierten misslingenden Trauerprozesses akzentuiert (Verlusterleben als ein Auslöser depressiver Störungen) sowie das Zusammenspiel zwischen konflikthaften Wünschen nach Versorgung, einem instabilen Selbstwert und einer Schwierigkeit, mit Gefühlsambivalenzen umzugehen (v. a. negative Affekte in nahen Beziehungen zu erleben und auszudrücken). Vorherrschende Abwehrmechanismen können die Wendung gegen das Selbst, Verdrängung oder Intellektualisierung sein (Überblick z. B. bei Küchenhoff, 2017).

Die Psychodynamik lässt sich in folgender Weise zuspitzen: Jemand macht die Erfahrung, dass eigene Bedürfnisse nicht erfüllt, Wünsche nicht befriedigt werden, insbesondere solche nach Versorgtwerden. Dies wird allerdings depressiv dahingehend verarbeitet, dass er (bewusst oder unbewusst) annimmt, es nicht verdient zu haben bzw. nicht wert zu sein, dass sich seine Wünsche (an andere) erfüllen. Statt Ärger oder Enttäuschungswut zu erleben, wird die Schuld bei sich selbst gesucht – auch weil die Erwartung besteht, dass wenn dem Gegenüber, von dem man sich die Bedürfnisbefriedigung bzw. Versorgung wünscht, der Ärger gezeigt wird, den Wünschen erst recht nicht entsprochen werden wird. Auch spielt es eine Rolle, die eigenen Wünsche als »gierig« wahrzunehmen und sich damit vermeintlich zu erklären, warum ihnen nicht entsprochen wird und der Ausdruck der Enttäuschungswut unangemessen wäre.

Wichtig ist hier zu betonen, dass diese Perspektive der Psychodynamik sich dazu eignet, »reifere« bzw. neurotische Formen der Depression zu beschreiben, und sich auf die psychische Komponente in der Genese der Störung beschränkt.

3.6.1 Zeitlichkeit und Depression

Fuchs (2013; 2019) akzentuiert in seinem Überblick über Formen des veränderten Zeiterlebens bei einigen psychischen Erkrankungen für die Depression vor allem zwei Aspekte (vgl. auch Salisbury & Baraitser, 2020, die zudem die Aspekte des Wartens und der »care« einbeziehen, die auch im vorliegenden Rahmen immer wieder berührt werden): Zum einen hebt Fuchs die spezifische Störung der intersubjektiven Zeit in der Depression hervor, nämlich dahingehend, in Relation zur Umwelt und anderen Personen eine Verlangsamung der subjektiven Zeit zu erleben: Alles scheint sich hinzuziehen wie Kaugummi und Betroffene haben den Eindruck, mit der Zeit der sie umgebenden Welt nicht Schritt halten zu können: Sie erleben Erschöpfung, rasche Ermüdbarkeit oder Überforderung. Zum anderen geht es Fuchs um eine Störung der konativ-affektiven Komponente der impliziten Zeit bei depressiven

Erkrankungen, also um eine Störung des Wollens, des Ausdrucks der eigenen Bedürfnisse und Wünsche. In beidem, sowohl der gestörten intersubjektiven Zeit als auch der gestörten konativ-affektiven Komponente der impliziten Zeit, nimmt der Körper/Leib eine entscheidende Position ein. Es ist auch eine Störung des libidinösen Körpers, die sich hier zeigt, im Wollen und in der Bezugnahme auf andere und die Synchronizität einer Zeit des geteilten Affekts.

Insbesondere die negativen Erwartungen lassen sich gesondert unter der Perspektive einer gestörten subjektiven Zeit betrachten. Nimmt man das in Kap. 3.4 skizzierte Modell eines wechselseitigen, hier hemmenden Einflusses von Vergangenheit und Zukunft aufeinander und auf die Gegenwart hinzu, dann lässt sich beschreiben, wie in der depressiven Dynamik die (dysfunktionale) Verarbeitung der Vergangenheit (Verlust, Enttäuschung) sich über die Erwartungen an die Zukunft legt. Vergangene Enttäuschung und Erwartung von Zukünftigem werden gleichsam isomorph: In Zukunft wird immer wieder nur das passieren, was in der Vergangenheit schon geschehen ist. Die Enttäuschung der Vergangenheit wird zur Enttäuschung der Zukunft und wieder mischt sich die selbstanklagende Verarbeitung der Vergangenheit (Schuldgefühle, Gier, Erleben eigener Unzulänglichkeit) in die Erwartung. Dabei ist es auch hier eine Angst, die die wichtigste Blockade gegenüber einer veränderten Zukunftsperspektive darstellt: die Angst davor, dass die eigenen Wünsche gierig und zerstörerisch sein könnten und als solche eine Erklärung für Vergangenes darstellen und etwas, das auch in Zukunft zerstörerisch sein könnte.

3.6.2 Untergangsvorstellungen und Depression

Der »Untergang«, um den es in der Depression geht, ist in gewisser Weise bereits geschehen – nämlich in Gestalt des Verlusts, der zumindest unbewusst als derart gravierend angesehen wird, dass er einem Untergang gleichkommt, zumindest einem Untergang eines Teils der Welt, gleichwohl eines wichtigen und unersetzlichen, nämlich in Gestalt einer geliebten Person bzw. deren Antwort auf die eigenen Gefühle und Bedürfnisse.

Auch bezogen auf die Zukunft wird zwar nicht zwangsläufig der totale Untergang erwartet oder befürchtet, aber es kann davon gesprochen werden, dass die Welt als eine freundliche, lustvolle und Zuversicht spendende bereits untergegangen ist.

Insofern ist es auch kein Zufall, dass Lars von Trier in seinem Film *Melancholia* (vgl. psychoanalytisch Zwiebel & Blothner, 2014) die depressive Erkrankung der Protagonistin mit dem Kometen, der die Erde zerstören wird, verknüpft. Dabei ist dann weniger interessant, die Depression selbst als zerstörerischen Kometen anzusehen, sondern zu akzentuieren, dass die Zerstörung der Erde für die Protagonisten zu einer Art von Kohärenzerleben führt: »Endlich« entspricht die Welt der Anderen auch der subjektiven Welt, es ist eine untergegangene Welt, ohne Zukunft, Hoffnung oder Bewältigbarkeit.

3.7 Angststörungen

Wenn in diesem Abschnitt zusammengefasst von »Angststörungen« die Rede ist, dann sollte beachtet werden, dass sich darunter unterschiedliche Störungsbilder mit unterschiedlichen Symptomatiken und auch unterschiedlichen psychodynamischen Schwerpunkten versammeln. Einmal steht die diffuse, körpernahe Panik im Zentrum, die allenfalls sekundär einen Gegenstand erhält, vor allem die Angst zu sterben (Panikstörung), einmal ein konkretes Objekt oder eine konkrete Situation (spezifische Phobie), einmal eine soziale Situation, v. a. das Betrachtet- oder Bewertetwerden, die gefürchtet wird (soziale Phobie), einmal der auf verschiedene Befürchtungen oder negative Entwicklungen gerichtete Blick in die Zukunft (generalisierte Angststörung). Gemeinsam ist diesen Formen in erster Linie die Beteiligung einer vegetativen Komponente (Herzschlag, Schwitzen u. a.) sowie in der Regel das Entwickeln einer Erwartungsangst, also einer »Angst vor der Angst«, die noch hinzutritt.

Die unterschiedlichen Angststörungen lassen sich in der Tendenz in ihrem Reifegrad unterscheiden (vgl. Benecke & Staats, 2017) und es lassen sich grobe Linien erkennen, welche psychodynamische Komponente im Vordergrund steht: Geht es um eine Angst vor Überflutung (Panikstörung), um eine Angst vor Selbstverlust oder um eine Angst vor dem Objektverlust? Alle Ebenen werden im Einzelfall in einem Mischungsverhältnis, aber mit unterschiedlichen Schwerpunkten vorkommen bzw. von Relevanz sein.

3.7.1 Zeitlichkeit und Angststörungen

Ein weiteres Element, das unterschiedliche Angststörungen miteinander verbindet, ist die Erwartung von Unbewältigbarkeit (die allenfalls in Vermeidungsverhalten als einer Pseudobewältigung des Affekts, nicht aber der Situation führt). Das lässt sich als ein auf die subjektive Zeitlichkeit bezogenes Moment beschreiben. Es geht um ein zukünftiges Ereignis, das bevorsteht: die Konfrontation mit einem Objekt oder einer Situation in der spezifischen Phobie, die Blamage vor anderen in der sozialen Phobie oder Sorgen in einem größeren Bedeutungsrahmen in der generalisierten Angststörung. Im Fall der Panikstörung kann dies sogar das Ende des eigenen Lebens sein. Die Zukunft ist unbewältigbar.

In einem Modell linearen Zeitverlaufs gedacht geht es hier also um einen starken Fokus des Erlebens auf die Zukunft (u. U. der unmittelbaren), die in die Gegenwart hineinwirkt und das Erleben und Handeln steuert. Die Form der Angst, die weiter oben als entscheidende Hemmung zwischen Gegenwart und Zukunft beschrieben worden ist und als etwas, das den Weg dafür verstellt, sich der Zukunft in einer offenen Weise, also mit Unsicherheitstoleranz, zu widmen, ist bei Angststörungen besonders deutlich zu sehen. Die fehlende Unsicherheitstoleranz angesichts einer offenen Zukunft ist nicht gegeben, so dass konkrete Bilder der Zukunft entstehen (»Ich werde mich blamieren«, »Ich werde verarmen, krank werden oder einsam sein«, »Ich werde einer Gefahr ausgesetzt sein«), die paradoxerweise einerseits die Unbewältigbarkeit unterstreichen, andererseits aber zumindest eine Kontrolle über die *Bilder* zukünftiger Ereignisse erlauben – so aber die Unsicherheitstoleranz nur weiter verstärken. Die Zukunft(svorstellungen) wirken alternativlos in die Gegenwart hinein und bestimmten diese.

3.7.2 Untergangsvorstellungen und Angststörungen

Untergangsvorstellungen beim Vorliegen einer Angststörung lassen sich insbesondere als Angst vor einem »Untergang des Selbst« darstellen. Es geht weniger um Bilder von einem Ende der Welt, aber die drei Aspekte der Symptomatik einer Angststörung, die ich oben beschrieben habe (Angst vor Überflutung, Angst vor Objektverlust, Angst vor Selbstverlust), lassen sich alle als eine Form des »Untergangs« der individuellen Erlebnismöglichkeiten beschreiben – solche des psychischen Überlebens. In der Panikstörung ist das am deutlichsten: Subjektiv wird erlebt, dass das Leben zu Ende geht. Aber auch die anderen Angststörungen haben, in unterschiedlichem Maß, damit zu tun, dass etwas zu Ende geht bzw. nie gut werden kann.

Das Selbst geht auf unterschiedliche Weise unter: Jemand erwartet, vor Scham im Boden versinken zu müssen (soziale Phobie), von einem gefährlichen Objekt oder in einer gefährlichen Situation vernichtet zu werden (spezifische Phobie), oder der eigene Körper gibt schlicht und im wahrsten Sinn des Wortes »den Geist auf« (Panikstörung). Bei einer generalisierten Angststörung geht das Selbst in seinen unbewältigbaren Aufgaben unter bzw. ist die Welt insgesamt eine, die zwar nicht untergehen wird, aber voller negativer Entwicklungen ist – ähnlich wie in der Depression ist die Welt als eine freundliche oder auch nur handhabbare untergegangen.

Als eine Besonderheit dürfte sich beschreiben lassen, dass die »Welt der Anderen« für Menschen, die an einer Angststörung leiden, durchaus intakt ist, die Anderen sind fähig, mutig und so weiter, und sie werden unter Umständen als hilfreiches oder stützendes Objekt für das Überleben angesehen und gebraucht.

3.8 Traumafolgestörungen

Das Traumakonzept und seine Verwendung hat im Hinblick auf die Nosologie psychischer Störungen einen kontinuierlichen Wandel erlebt, bis dahin, dass im DSM-5 (Diagnostic and Statistical Manual of Mental Disorders), auch im Zusammenhang der Diagnose einer komplexen Posttraumatischen Belastungsstörung, »Trauma« für konkrete physische Bedrohungen von Leib und Leben »reserviert« bleibt. Im vorliegenden Zusammenhang verwende ich einen breiter gefassten Begriff von Trauma im Hinblick auf eine chronisch dysfunktionale psychische Verarbeitung von einem oder mehreren äußeren Ereignissen, die mit einer konkreten physischen Gefahr zu tun haben, der sich das Individuum ausgesetzt gesehen hat und welche überwältigenden Charakter gehabt hat. Dies kann eine wiederkehrende oder einmalige Gefahrensituation gewesen sein und sie kann relational (Erfahrungen von Gewalt, Vernachlässigung, Grenzverletzung) oder situativ (Unfälle, Naturkatastrophen) gewesen sein. Außerdem ist zu beachten, dass eine traumatische Wirkung auch darin bestehen bzw. sich dadurch intensivieren kann, dass in oder nach einem Moment der psychischen wie physischen Überwältigung nicht auf eine Sicherheit gebende Bezugsperson zurückgegriffen werden kann – sei es, weil diese Gewalt ausgeübt hat, sei es, weil diese von einer Gefahr ebenso bedroht gewesen ist und daher nicht emotional oder physisch zur Verfügung steht.

3.8.1 Zeitlichkeit und Traumafolgen

Das Modell einer Angst vor dem Zusammenbruch von Winnicott (1974) entwickelt insbesondere bezogen auf Traumafolgen seine konzeptuellen Stärken, denn Symptome, die im Mittelpunkt stehen, wie das Erleben von Flashbacks bzw. intrusiven Erinnerungen, Hypervigilanz und anderes, lassen sich auf diese Weise besser verstehen: Ein Ereignis liegt zwar in der Vergangenheit, ist aber derart überwältigend gewesen, dass es psychisch nicht verarbeitet oder repräsentiert werden kann. Es ist also gerade nicht zur Vergangenheit geworden, sondern wirkt beständig in die Gegenwart hinein und färbt auch die Erwartungen an die unmittelbare Zukunft (vgl. auch Broschmann, 2023).

Man kann sagen: Während bei den meisten Fällen einer Angststörung die Zukunft alternativlos in die Gegenwart hineinwirkt, tut das bei Traumafolgestörungen die Vergangenheit. Es handelt sich um ein ähnliches Zusammenziehen der Achse des subjektiven Zeiterlebens, aber nicht in eine Gegenwärtigkeit, sondern allenfalls in eine Scheingegenwart, die aber eigentlich von Zukunft (Angststörungen) oder Vergangenheit (Traumafolgestörung) dominiert wird.

Bezogen auf psychische und psychosomatische Traumafolgen lässt sich das anhand einer Betrachtung von Flashbacks veranschaulichen: Betroffene erleben intrusive und somit nicht steuerbare bildliche Erinnerungen an das traumatisch überwältigende Ereignis. Es wird also ganz konkret ein Wahrnehmungsbild (i. d. R. samt Affekt) aus der Vergangenheit wieder Teil der Gegenwart, ohne dass dies ein Prozess des aktiven Erinnerns an ein »Damals« ist, sondern ein Eindruck, wieder in der damaligen Situation zu sein und sich entsprechend schützen zu müssen, aber nicht schützen zu können.

Maurice Merleau-Ponty (1945, S. 110), in dessen phänomenologischer Zeitanalyse insbesondere dem Leiblichen eine zentrale Rolle zukommt, diskutiert das Beispiel eines »Phantomarms«, also das Phänomen, das im Anschluss an die Amputation eines Arms weiterhin Schmerz »dort« gespürt wird. Dabei gebraucht er die Formulierung, der Phantomarm sei »einstige Gegenwart, die sich weigert, zur Vergangenheit zu werden«. Das lässt sich als ein allgemeiner gefasstes Modell auffassen: Es gibt Formen des (traumatischen) Geschehens, die dazu führen, dass etwas nicht als vergangen erlebt werden kann, sich gleichsam dagegen sträubt. Die traumatische Situation verändert ihren Status im subjektiven Zeiterleben nicht, sie bleibt präsent. Aufgrund ihres überwältigenden Charakters bleibt sie aber un*re*präsentiert, allenfalls als flashbackartiger Fremdkörper tritt sie in das Erleben, nicht aber als etwas, das psychisch handhabbar oder mit anderen biografischen Erinnerungen verbunden wäre. So lässt sich zugleich die Hypervigilanz erklären: Jemand befindet sich in der Logik des subjektiven Zeiterlebens beständig in der aktuellen, nicht nur in Erinnerung gerufenen Gefahrensituation.

Das Zeiterleben hat also eine Disruption erfahren, ein Element subjektiv erlebter Ereignisse bleibt unintegriert. Zugleich geschieht eine Kompression des Zeiterlebens auf eine (Schein-)Gegenwärtigkeit. Mit eine Scheingegenwärtigkeit ist gemeint, dass die Traumafolge nicht nur bedeutet, sich in Erwartung der Notwendigkeit zu bewegen, sich auch zukünftig schützen zu müssen (oder dies kontraphobisch zu verleugnen), sondern noch mehr: in einer Gegenwart auf eine Weise zu leben, in der die (zurückliegende) Überwältigung immer präsent ist, ein Leben also, das eigentlich in der Vergangenheit verhaftet bleibt.

3.8.2 Untergangsvorstellungen und Traumafolgen

Für Traumafolgestörungen kann davon gesprochen werden, dass der subjektive Untergang bereits geschehen, die psychische Struktur nachhaltig verändert worden ist. Damit soll nicht gesagt sein, dass keine Veränderung möglich wäre, ein Untergang also nicht rückgängig bzw. eine Zeitlinie nicht weitergeführt oder wieder etabliert werden könnte. Vielmehr soll es darum gehen, dass das Ereignis, das befürchtet werden könnte und nach dem etwas nicht mehr so ist wie davor, bereits eingetreten ist. Auch wenn subjektiv Hypervigilanz und Schutzreaktionen für etwas (unmittelbar) Bevorstehendes auftreten, liegt der »Untergang« in der Vergangenheit.

In der Verarbeitung (auch der therapeutisch unterstützten) geht es dann gleichsam um eine Historisierung des Untergangserlebnisses, darum also, die Gegenwart von der Vergangenheit relativ zu befreien. Dabei wird der Untergang nicht verleugnet oder, samt seiner Folgen, eliminiert, sondern anerkannt, aber als etwas, das auf einem bestimmten Punkt der Zeitlinie des subjektiven, linearen Zeiterlebens verortet werden kann, das heißt Teil der Geschichte wird, die jemand sich über sich selbst erzählen kann. Dies integriert nicht nur das traumatisch Überwältigende in das Selbstkonzept der betroffenen Person (ist also mit dem Zurückliegenden beschäftigt), sondern ermöglicht auch (auf Zukünftiges bezogen) die Unsicherheitstoleranz: Weil der Untergang real war (jedoch als ein »relativer«, nicht absoluter, insofern er Teil der individuellen Geschichte wird, statt diese als eine offen weiterführbare zerstört zu haben), wird er zukünftig bloß eine Möglichkeit unter vielen. Der Zukunft kann offener und unter Rückgriff auf Verunsicherungstoleranz sowie abstrakte Bewältigungsmöglichkeiten (statt auf konkrete, die sich in der Hypervigilanz zeigen) begegnet werden.

3.9 Demenz

Hinsichtlich demenzieller Erkrankungen ist zu berücksichtigen, dass es sich konkret um einen neurodegenerativen Prozess handelt, das heißt um etwas, das sich zumindest in seinen Entstehungsbedingungen nicht oder nur sehr begrenzt psychodynamisch darstellen lässt, wohl aber in seinen Folgen. Als zentral hinsichtlich der psychischen Funktionen lässt sich herausstellen, dass es um Störungen der personalen Identität und Integration geht sowie um Störungen des Kurzzeit-/Arbeitsgedächtnisses, sowohl im Hinblick auf die Konsolidierung neuer Erfahrungen als auch im Hinblick auf Abrufprozesse. Oft kann weiter Zurückliegendes leichter erinnert werden als aktuell Erlebtes.

3.9.1 Zeitlichkeit und Demenz

An Demenz Erkrankten kann es leichterfallen, auf biografische Ereignisse zuzugreifen als zum Beispiel sich daran zu erinnern, wo sie unmittelbar zuvor etwas abgelegt haben oder wie sie an den Ort gekommen sind, an dem sie sich gerade befinden. Das kann in psychologischer Betrachtung mit einer Störung im Prozess der Konsolidierung von Erfahrungen zu tun haben (also dem »Ablegen« neuer Erlebnisse im Gedächtnis), somit einer Störung des Arbeitsgedächtnisses, das damit zu tun hat, in einer kohärenten Weise die Abfolge von Ereignissen, Handlungen oder Gedanken beizubehalten und darauf zurückgreifen zu können.

Das kann sich in Problemen des »Wiedererkennens« äußern, auch bezogen auf eigentlich wichtige Bezugspersonen, die emotional bedeutsam sind und die jemand schon lange kennt: Hinsichtlich der subjektiven Zeitlichkeit kann man hier möglicherweise davon sprechen, dass »Vergangenheitsbilder« (Erinnerungen an jemanden und an die Erlebnisse mit ihm) und das »Gegenwartsbild« nicht miteinander in Deckung (bzw. in eine Entwicklungslinie) gebracht werden können. Jemand würde also durchaus einen Menschen wiedererkennen (als jemanden, der in der Vergangenheit bedeutsam war), der aktuell vor ihm steht, aber angesichts einer Störung in der Kontinuität des eigenen zeitlichen Erlebens, rechnet er nicht damit, dass die Person aktuell anders aussieht als in der Vergangenheit bzw. so wie es die aus der Vergangenheit abgespeicherten inneren Bilder sie zeigen; vgl. zum Zeiterleben bei Demenz auch Kojer (2020): »Die Kranken bewegen sich gleichsam auf einem freien Zeitkontinuum durch ihr Leben. Sie leben in ihrer eigenen Wirklichkeit, in der viele Zeiten gleichzeitig existieren können« (a.a.O., S.99).

Probleme des Wiederkennens würden in dieser Betrachtung zu Problemen der insofern angehaltenen subjektiven Zeit, als zum einen nur schwer neue, auch biografische, Erfahrungen gemacht werden können (gestörte Konsolidierungsprozesse im Hinblick auf das Gedächtnis) und zum anderen keine (implizite) Erwartung gegeben ist, dass jemand sich im Zeitverlauf verändert und nicht mehr so aussieht »wie damals«. Dann ist es beispielsweise subjektiv unerwartet oder gar absurd, dass das eigene Kind ein Erwachsener ist oder die Partnerin eine alte Frau.

In einer anderen Betrachtungsweise lebt eine Person, die an Demenz erkrankt ist, in gespenstischer Weise »zwischen« Vergangenheit und Gegenwart. Die Person bleibt nicht schlicht in der Vergangenheit verhaftet, aber ist auch gegenwärtig aufgrund der beeinträchtigten Kontinuität und Kohärenz sowie Möglichkeiten, das Narrativ des eigenen Lebens zum Gegenwärtigen in Bezug zu setzen und neue Erfahrungen darin einzugliedern, »nicht richtig da«, das heißt nicht in einer interpersonell teilbaren Zeit verortet. Gegenwärtigkeit und zeitlich bestimmte und sich fortsetzende personale Identität bleiben nicht oder nur erschwert zugänglich.

3.9.2 Untergangsvorstellungen und Demenz

Im Fall einer Demenzerkrankung kann von einem Untergang gesprochen werden, der sich konkret als ein neurodegenerativer Prozess beschreiben lässt, es ist in der Tat ein i. d. R. langsam voranschreitender Verlust der psychischen und psychosozialen Welt, wie man sie kannte, bzw. auch der psychischen Funktionen.

Für das subjektive Erleben bedeutet das, dass die Welt aus den Fugen geraten ist, es fehlt an der Orientierbarkeit im Hinblick auf das, was um einen herum geschieht, aber auch die »innere« Orientierung im Hinblick auf eine Kohärenz und Integrität des Selbst-Erlebens, in erster Linie aufgrund der Störungen des Gedächtnisses. Außen wie innen fühlen sich fremd an, nicht mehr so, wie man es kannte. Die Welt, in der man sich verorten konnte, scheint verloren.

Ein weiterer Aspekt von Untergangsvorstellungen im Zusammenhang einer demenziellen Erkrankung lässt sich im Hinblick auf diejenigen Personen beschreiben, die nicht betroffen sind: Eine Demenz ist eine enorm ängstigende Erkrankung, gerade insofern sie in einem »Weltverlust« besteht, der im Fall einer Erkrankung zumindest ab einem bestimmten Punkt nicht mehr erlebt oder reflektiert werden kann – wohl aber in Anfangsstadien und erst recht gerichtet auf zukünftige Prozesse. Wenn die epidemiologische Forschung zeigt, dass mehr als jede fünfte Person zwischen 85 und 90 Jahren in Europa an einer Demenz erkrankt, und diese Rate bezogen auf noch höheres Alter weiter ansteigt (ab 90 ist es mehr als jede dritte Person; Thöne-Otto, 2024, S. 710), dann sind Vorstellungen des eigenen Alterns leicht mit Erwartungen verbunden, an einer Demenz zu erkranken, also mit der Erwartung eines (schleichenden) persönlichen Weltuntergangs. Konkreter gesagt: mit der Möglichkeit eines Untergangs- bzw. Zerfallsprozesses des narrativen Selbst. Die Demenz selbst wird so zu einem Untergang und zu einer in der Zukunft liegenden, doch einigermaßen konkreten Bedrohung, gegen die zwar präventive Maßnahmen unternommen werden können, die aber für die meisten lediglich einen Aufschub bedeuten.

3.10 Bemerkungen zur Methode I: Klinische Modellbildungen

Es ist nötig, knapp darauf einzugehen, wie die zuletzt entwickelten Modellbildungen zum subjektiven Zeiterleben sowie zur Rolle von Untergangsvorstellungen im Kontext der aufgeführten psychischen Störungen vollzogen worden und die jeweiligen Modelle entstanden sind.

Zum einen sind vorliegende Konzeptualisierungen und klinische Berichte eine Grundlage gewesen. Zwar lässt sich nicht experimentell testen, ob ein Mensch, der an einer Depression leidet, den Abwehrmechanismus der Wendung gegen das Selbst einsetzt statt seine aversiven Affekte in den interpersonellen Kontakt zu bringen und dass dies dann Folgen im Hinblick auf negative Zukunftserwartungen hat, aber die hier zugrunde gelegten Modelle können als relativ etabliert, in sich stimmig und klinisch brauchbar angesehen werden. Manche anderen Modelle, etwa zur Demenz, bleiben aufgrund einer geringen Anzahl an Arbeiten dazu skizzenhafter und spekulativer. Bestehende Modelle sind außerdem fortgeführt und auf die in diesem Zusammenhang interessierenden Fragestellungen zentriert worden.

Zum anderen – und das ist ja auch der entscheidende Faktor, der bestehende psychodynamische Konzeptualisierungen informiert – lassen sich die Modellbildungen durch die Beziehungsdynamik in der klinischen Arbeit begründen, also durch das einfühlende, szenische Verstehen in der Dynamik aus Übertragung und Gegenübertragung (vgl. Kap. 1.2.2). Hier entfalten sich schließlich Aspekte von Erinnerung und Erwartung, vom subjektiven Erleben von Vergangenheit, Gegenwart und Zukunft, und werden intersubjektiv geteilt oder eben nicht. Ein Analytiker oder eine Analytikerin bekommt etwas davon zu spüren, wie das implizite und explizite Zeiterleben eines Patienten oder einer Patientin strukturiert sein könnte, und nicht zuletzt davon, wie leicht oder schwer es fällt, in die Synchronizität einer intersubjektiv teilbaren Zeit einzutreten.

Ähnliches kann über Untergangsvorstellungen oder das Angsterleben gesagt werden. Davon vermittelt sich etwas in die Behandlungsbeziehung, selbst wenn es zunächst noch »nur« deren Abwehr sein mag. So ist es beispielsweise vorstellbar, dass zukunftsgerichtete Ängste in bestimmten Phasen den Behandelnden oder die Behandelnde direkt erreichen und erst »verdaut« werden müssen, bevor sie verstanden oder psychisch integriert werden können.

Genau dieser Punkt verweist aber auf einen zentralen Aspekt, der auch für den Übergang zum folgenden Kapitel, in dem es um die gesellschaftlichen, apokalyptischen Zustände und Prozesse gehen soll, entscheidend ist. Man kann sagen, dass jede Angst »wahr« ist. Im Rahmen der Symptomatik psychischer Störungen kann man allerdings auch sagen, dass eine Arbeit an bestimmten Ängsten das spezifische Veränderungsziel darstellt, also etwa: jemanden von der Angst zu entlasten, zukünftigen Aufgaben ganz sicher nicht gewachsen zu sein. Oder von der Angst, er werde von Geheimdiensten abgehört oder es drohe der dritte Weltkrieg. Bestimmte Ängste sind zwar »wahr«, das heißt ernst zu nehmen als Teil der subjektiven Erlebniswelt, in der sie einen »Sinn« haben, eine Entstehungsgeschichte, aber therapeutisch geht es darum, sie dahingehend »loszuwerden«, dass auf das, was sie hat entstehen lassen, andere Antworten gefunden werden können (etwa bei jemandem, der an den Symptomen einer generalisierten Angststörung leidet, das Selbstwert- und Selbstwirksamkeitserleben zu fördern).

Aber wie sieht es nun aus, wenn diejenigen Ängste, die ein Patient oder eine Patientin in einer Behandlungsstunde äußert, sich ganz konkret auf etwas richtet, was in Nachrichtensendungen o. Ä. berichtet wird? Also, wenn zum Beispiel jemand zu einem Therapeuten oder seiner Therapeutin sagt: »Haben Sie gestern Abend die Tagesschau gesehen? Ich konnte danach an nichts anderes mehr denken und habe nachts kaum geschlafen.« Dass uns Berichte über Kriegsgeschehen in der Welt, über das Ausmaß der nicht mehr aufzuhaltenden Erderwärmung, von Radikalisierung, Spaltungen und Entwertungen geprägte politische Statements samt nicht nur sprachlicher Gewaltausübung Angst machen, ist kein Symptom und somit auch nichts, was in einer Psychoanalyse »bloß« durchgearbeitet und womöglich auf seine latenten Wurzeln befragt werden müsste. Sondern damit sind Bereiche berührt, die auch analytisch-therapeutische Haltung und Behandlungstechnik verändern, beispielsweise in Richtung einer Selbstoffenbarung, dass einen selbst ähnliche Sorgen oder Gefühle erreichen, wie es ein Patient oder eine Patientin beschreibt.

Eine besondere Herausforderung liegt klinisch darin, dass oft genug beides zusammentrifft: eine »symptomatische« Angst und eine überaus realitätsgerechte Angst, etwa angesichts dessen, was die Zukunft bringt und welche Möglichkeiten man erlebt, darauf zu antworten. Da es im vorliegenden Rahmen nicht um klinische Behandlungstechnik geht, müssen die Bemerkungen dazu an dieser Stelle auf dieser doch stark kursorischen Ebene verbleiben. Aber es ist wichtig, darauf hinzuweisen, dass Ängste, die im Behandlungszimmer berichtet werden, immer darauf zu befragen sind, wie man selbst als (analytischer) Therapeut oder als (analytische) Therapeutin zu dem steht, was ein Patient oder eine Patientin als ängstigend beschreibt, insbesondere wenn es um Aspekte der Gesellschaft geht, in der beide Beteiligten des therapeutischen Dialogs leben. Ein weiterer Aspekt dessen ist natürlich zudem, dass es hier auch gerade eine Diskrepanz der persönlichen, politischen Meinung oder Einschätzung gesellschaftlicher Problemlagen und Themen geben kann. Was, wenn ein Patient ein politisches

Statement euphorisch begrüßt, das die Therapeutin als menschenverachtend erlebt – oder umgekehrt? Hier stehen wir vor Problemen der Allianz, die nur schwer lösbar erscheinen, und das zeigt, dass selbstverständlich auch die psychotherapeutische Arbeit bedroht ist, wenn gesellschaftliche Spaltungsdynamiken sich verstärken.

Ich möchte im folgenden Kapitel auf die andere Seite der »Krisen auf der Couch« blicken – nicht mehr, wie in Kap. 3, auf die Krisen, die Individuen »auf die Couch« einer Psychoanalyse führen, sondern auf diejenigen gesellschaftlichen Zustände und Prozesse, für deren Untersuchung die Psychoanalyse ihr Behandlungszimmer verlassen muss. Wie bereits geschildert, ist das Bild, derartige Problemlagen »auf die Couch« zu legen, dahingehend als eine Metapher zu verstehen, dass hier ein Transfer der psychoanalytischen Methode erfolgt. Es gibt also ein szenisches Verstehen nicht nur dessen, was sich im Behandlungszimmer zeigt, sondern auch von Prozessen und Zuständen in anderen Feldern, auf die man sich psychoanalytisch zubewegen kann.

KAPITEL 4

Das Ende des Menschen: Posthumanismus oder Postinhumanismus?

Francis Ford Coppolas Film *Apocalypse Now* von 1979, der bereits im Titel den Untergang mit einem Moment der Zeitlichkeit, nämlich dem Jetzt, zusammenbringt, beginnt mit dem bekannten Song der *Doors*: »The End«. Darin findet über das besungene »end, my only friend« Erwähnung (eine interessante Doppelbedeutung, ist hier doch zum einen der – einzige – Freund angesprochen, zum anderen das Ende selbst als ein Freund adressiert), es sei ein Ende »of our elaborate plans« und »of everything that stands«: »No safety or surprise, the end.« Es wird also ein absolutes Ende besungen, das Ende der Pläne, die man gemacht hat oder machen könnte, das Ende von allem, das es einmal gab – sowie, dass es keine Sicherheit, aber auch keine Überraschung gebe. Man weiß nicht, was nach dem Ende kommt, und ob überhaupt etwas kommt, es gibt auch keine Erwartungen, die sich – das wäre ja die Überraschung – dann als falsche herausstellen könnten.

Nebenbei bemerkt und psychoanalytisch ebenso interessant: Der Song der *Doors* präsentiert ein ziemliches ödipales Drama! Nicht in den im Film zu hörenden Sequenzen, aber später im fast 12-minütigen Lied geht es ganz konkret um die Anrede an den Vater, man wolle ihn töten, sowie wenig verhüllt um den Wunsch, mit der Mutter zu schlafen. Wird dies durch das bevorstehende Ende hervorgerufen oder stellt es ein Ende von allem dar?

Natürlich ist *Apocalypse Now* mehr als nur ein Vietnam- oder Antikriegsfilm, sondern ein Film über das Böse im Menschen und rund um den Menschen, ein Film über den Menschen und das »Herz der Finsternis« (so ja der Titel der Romanvorlage von Joseph Conrad von 1902), bei Conrad neben einer angelegten Kolonialismuskritik auch eine Metapher für das existenzialistische Nichts (Stiglegger, 2006, S. 259), dem sich der Mensch gegenüber sieht und das sowohl Conrads als auch Coppolas zentrale Figur Kurtz sterbend »the horror, the horror ...« ausrufen lässt. Stiglegger spricht auch von einer Transformation der profanen in eine sakrale Zeit durch Kurtz in Coppolas Film (a. a. O., S. 261). In der von diesem errichteten, von der Außenwelt abgeschlossenen eigenen Welt spielt der Verlauf der linearen Zeit keine Rolle, sie ist konkret der Untergang von Zeit und Bedeutung selbst.

4.1 Der bedeutungslose Mensch von heute

Die Welt ist in einem katastrophalen Zustand (wobei gefragt werden kann: Wessen Welt und für wen?). Damit meine ich die vielfältigen Krisen der Gegenwart, die ich oben bereits dahingehend präzisiert habe, dass man bei ihnen von einem (post-)apokalyptischen Kontext ausgehen kann: Klimawandel, geopolitisch und anders erzwungene Migration, Einschränkung menschlicher und nichtmenschlicher Lebensräume, politisch und/oder religiös gefärbte Radikalisierung und Gewaltausübung sowie andere (militärische) Gewalt und nicht zuletzt das, was als gruppenbezogene Menschenfeindlichkeit bezeichnet worden ist: Rassismus, Xenophobie, Antijudaismus und Antiislamismus, Misogynie, Homo- oder Transphobie und einiges mehr.

Vieles an diesen katastrophalen Zuständen und Prozessen übersteigt unsere Möglichkeiten der Resilienz, das heißt des psychisch widerstandsfähigen Umgangs, und ist, so eine der zentralen Annahmen dieses Buchs, zugleich auch ein Ausdruck von verloren gehenden Möglichkeiten des Umgangs mit krisenhaften Zuständen und Prozessen. Auch wenn der Begriff »widerstandsfähig« psychoanalytisch verdächtig klingt, ist doch relevant, was hier gemeint ist. Antonovskys (1997) Untersuchungen zur Salutogenese, also dem Entstehen und Aufrechterhalten von psychischer Gesundheit, beschreiben über den Weg des Kohärenzgefühls, was eine Rolle dafür spielt, dass wir insofern »widerstandsfähig« gegenüber Erschütterungen sind, als wir durch solche nicht zerstört werden, an ihnen psychisch nicht zugrunde gehen. Das

Kohärenzgefühl entsteht dann, wenn etwas als sinnhaft, verstehbar und bewältigbar erlebt werden kann. Anders ausgedrückt: 1. Wenn etwas nicht zufällig, kontingent und mit anderem unverbunden geschieht. 2. Wenn wir einen solchen Sinn in Ereignissen auch erkennen können. Und 3.: Wenn wir einen gestaltenden Umgang, eine Antwort oder Bewältigungsmöglichkeiten finden können.

Gelangen wir angesichts des katastrophalen Zustands der Welt zu einem solchen Kohärenzgefühl? Sind die Zustände und Prozesse bewältigbar? Nun ja, wir stoßen zumindest an unsere Grenzen. Sind sie sinnhaft und verstehbar? Teils, teils, darauf lohnt sich ein genauerer Blick.

Was meinen wir eigentlich damit? Sind die apokalyptischen Zustände und Prozesse, denen wir uns ausgesetzt sehen, sinnlos, bedeutungslos? Die Frage nach der Sinnhaftigkeit für den Menschen ist eine sehr große: Was meinen wir damit: sinnlos, bedeutungslos? Im Englischen spricht man von der »insignificance« des Menschen, was mir etwas Zentrales auf den Punkt zu bringen scheint, neben der Frage nach Sinn und Bedeutung nämlich auch die »Unbedeutendheit« des Menschen im Gesamtgefüge des Kosmos. Und auch rein etymologisch betrachtet verweist die »Insignifikanz« auf das, was sich nicht bezeichnen lässt.

Im Weiteren werde ich versuchen, zu einer Arbeitsdefinition von Sinn bzw. Bedeutung zu kommen, die ich grob an den Mathematiker und Sprachphilosophen Gottlob Frege (1892) anlehne, die dessen Referenzrahmen aber in Richtung einer psychoanalytischen Perspektive verlässt (auch kann ich im vorliegenden Rahmen nicht den Anschluss an die Sprachphilosophie herstellen). Ich unterscheide in dieser Hinsicht und auf psychoanalytische Weise Sinn und Bedeutung voneinander. Bedeutung soll dabei meinen, den Ausdruck/Referenten für etwas zu kennen und zu verwenden, zum Beispiel »Weserstadion«. Ich kann auf ein Objekt hindeuten und es in der konventionellen Weise benennen, so dass das Wort das Objekt be-deutet – natürlich auch, wenn ich bloß darüber spreche, ohne darauf zu zeigen. Sinn ist demgegenüber die Zuschreibung zu etwas, als was es für mich erscheint, also zum Beispiel »das Stadion meines Lieblingsfußballvereins«. Diese letztgenannte Bezeichnung ist für andere zunächst nicht verständlich, da sie noch nicht als eine Bedeutung innerhalb einer Sprachgemeinschaft fungiert. Es ist nicht erkennbar, auf welches Stadion ich mich, jenseits meiner Gefühle, mit den sinnhaften Worten beziehe.

Etwas kann eine Bedeutung haben, aber keinen Sinn. Etwas kann auch weder Bedeutung noch Sinn haben. Prinzipiell kann etwas auch Sinn haben, aber keine Bedeutung, v.a. Vor- oder Privatsprachliches oder eben etwas, das in einem intersubjektiven Dialog erst als sinnstiftend entsteht.

Bedeutung ist in dieser Hinsicht damit verbunden, einen Ausdruck zu verwenden, der etwas bedeutet. Bedeutung meint im Sinne Freges die Referenz auf einen Gegenstand. Ausdrücke bedeuten etwas, sie haben einen Bezugsgegenstand. »Bremen« bedeutet etwas. »Die Stadt der vier Stadtmusikanten« bedeutet dasselbe. Beide Ausdrücke haben denselben Bezugsgegenstand. Bedeutungslos wäre ein Ausdruck, der sich auf nichts bezieht, oder ein Ausdruck, den ich nicht kenne, den ich also nicht verwenden kann, um einem Gegenstand eine Bedeutung zu geben. Bedeutung liegt also zwischen Ausdruck/Wort und seinem Referenten. Jemand kann auf mich zeigen und sagen: »Das da ist Timo Storck.« Das wäre eine Bedeutung des Menschen hier, den man an seinem Schreibtisch sitzen sieht und der gerade dieses Buch schreibt. Die Person, die mich so bezeichnet, könnte sich natürlich auch täuschen. Aber auch wenn sie sagen würde: »Das da ist Hugh Grant«, dann haben wir es mit Bedeutung zu tun.

Die Person kann mir aber auch Sinn verleihen und sagen: »Das da ist ein Kollege von mir.« Wenn dann jemand anderes sagt: »Nein, das ist ein Psychoanalytiker«, dann haben beide recht. Sinn ist stärker relativ zur Position, von der aus ich über einen Gegenstand spreche – nicht allein der emotionalen Position, sondern auch der Position, aus der heraus für jemanden zum Beispiel relevanter ist, dass ich Psychoanalytiker bin oder dass ich Wissenschaftler bin und dass das eine auf eine Gemeinsamkeit hinweist, das andere nicht. Wenn man so will, sind Kosenamen oder Beschimpfungen beispielsweise immer sinnvoll, aber nicht bedeutungsvoll. Sinn ist etwas, das mit dem Erleben von etwas *als etwas* zu tun hat. Zwei Ausdrücke können dasselbe bedeuten (denselben Gegenstand/Referenten haben), aber einen unterschiedlichen Sinn haben, beispielsweise bedeuten »Psychotherapeut« und »Seelenklempner« dasselbe, aber sie haben einen unterschiedlichen Sinn, ich gebrauche beide Begriffe im Kontext einer Stimmung, Bewertung usw. Ein Beispiel zur Veranschaulichung ist außerdem das Erleben von Schmerz. Schmerz kann eine Bedeutung haben, etwa indem mein Schmerzerleben konkret darauf hindeutet, dass ich mich verletzt habe. Mein Schmerzerleben bedeutet, dass ich mir gerade den Kopf gestoßen habe. Mein Schmerz kann aber auch sinnvoll sein, das heißt, ich setze es in Zusammenhang mit meiner Tollpatschigkeit (deshalb habe ich mich gestoßen) oder mit meinen Wünschen, getröstet oder versorgt zu werden.

Wenn etwas bedeutungslos ist, dann kann ich es nicht aus einem Ganzen herausheben und erkennen. Wenn etwas sinnlos ist, dann kann ich ihm nichts zuweisen, es nicht als etwas erleben, das zu mir in einer Beziehung steht. Vereinfacht gesprochen: Wenn ich über etwas sage »Ich weiß nicht, was das ist« (ich kenne seine Bedeutung nicht), dann ist es bedeutungslos (jedoch damit keineswegs unwichtig!), wenn ich sage »Ich weiß nicht, was das soll«, dann ist es sinnlos. Das ist es dann nicht auf der Basis meines fehlenden Wissens um etwas oder einer fehlenden Bekanntheit (wie bei der Bedeutungslosigkeit), sondern weil mir die Möglichkeiten fehlen oder verloren gegangen sind, es in Bezug zu mir zu setzen.

Wie steht es dann um Sinn und Bedeutung der oben erwähnten apokalyptischen Zustände und Prozesse? Hier ist die Bedeutung natürlich mehr als nur das Kennen der zutreffenden Bezeichnung. Die Bedeutung der Coronapandemie, die Bedeutung des Kriegs in der Ukraine oder die Bedeutung klimabedingter und geopolitischer Krisen kann ich gleichwohl »kennen« (ich kann Informationen darüber Glauben schenken oder nicht, ich kann diese einseitig finden oder nicht – aber ich kann darum »wissen«). Anders gesagt: Ich weiß, was es bedeutet, dass die Durchschnittstemperatur auf der Erde ansteigt, ich weiß, was es bedeutet, dass die Polkappen schmelzen – und ich weiß sogar, was es bedeutet, wenn die russische Armee damit beginnt, Kampfhandlungen in der Ukraine durchzuführen (auch wenn es m. E. nötig ist, dies als »Krieg« und »Überfall« zu benennen, verlassen wir damit bereits eine klare Definition von Bedeutung im hier vorgeschlagenen Sinn). Aber ob mir all das sinnvoll erscheint, ist eine andere Frage, denn dabei geht es darum: Kann ich mich dazu in Bezug setzen?

Natürlich nehmen wir als Menschen permanent Sinnzuschreibungen vor, semantischer, emotionaler, moralischer Art. Wir sind auf der Suche nach Narrativen für das, was um uns herum passiert, wir setzen es in Bezug zu uns (und uns in Bezug dazu). Das ist ja, was im Kohärenzgefühl angesprochen ist: Etwas ist sinnhaft und verstehbar, wir können uns in Bezug dazu setzen (und dann auch noch als handelnde Agenten). Als Menschen wollen wir uns selbst eine Geschichte dazu erzählen können, warum das passiert, was passiert. Das informiert nicht zuletzt unsere Handlungen.

Nun können diese Narrative und Sinnzuschreibungen ganz unterschiedlicher Art sein. Sie können zum Beispiel außerordentlich privat sein und damit aus einer Kommunizierbarkeit herausfallen (auch das Wahnerleben ist ja sinnhaft strukturiert, jemand setzt sich z. B. sehr persönlich und emotional in Bezug zur Tätigkeit von Geheimdiensten). Narrative und Sinnzuschreibungen können auch von Feindseligkeit und Entwertung getragen sein und vieles mehr.

Meine These ist, dass bestimmte Arten von Krisen, die ich eingangs (s. Kap. 1) als apokalyptisch gekennzeichnet habe, bedeutungslos sind. Es geht darin um etwas, das sich nicht als etwas Bekanntes oder Erwartbares auffassen lässt, es lässt sich nicht in etwas einordnen. Bedeutungslos ist das, was entweder noch nie dagewesen ist oder aber etwas derart auslöscht, dass es nicht länger als Referenzrahmen für Bedeutungszuschreibung gelten kann (das ist im Übrigen auch ein Element des Genozids, der ja nicht allein durch die bloße Zahl der Vernichtung einzelner Leben zu einem Genozid wird, sondern dadurch, dass eine Kultur- und Sprachgemeinschaft der Vernichtung ausgesetzt ist).

Solche bedeutungslosen Zustände rufen Verunsicherungen und Ängste hervor. Wie Menschen mit Verunsicherungen und Ängsten umgehen, markiert einen Wendepunkt oder eine Weiche und hat damit zu tun, was mit der Sinn-Zuschreibung dann passiert, wenn etwas bedeutungslos ist: Wird Verunsicherung und Angst als aushaltbar erlebt, als bewältigbar? Findet jemand »echte« Bewältigungsformen, etwa in der Dialogizität (wie noch zu zeigen sein wird) oder lediglich Formen der Scheinbewältigung von Verunsicherung und Angst (z. B. in Schuldzuweisungen oder subjektiven Rettungsfantasien), die aber letztlich beides nur vermeiden statt zu bewältigen. Eine solche Scheinbewältigung läge im kontraphobisch motivierten Handeln, andere anzugreifen, zu entwerten und zu entwürdigen oder schlicht auszulöschen – und zwar auf der Ebene von Pseudobedeutungen wie etwa Schuldzuweisungen oder quasiparanoiden Erklärungsmustern. Dies stellt eine Entgleisung dar, eine nichtgelingende Bewältigung derartiger Verunsicherung und Angst, die durch apokalyptische Bedeutungslosigkeit und postapokalyptische Zeitlichkeit mobilisiert werden.

Die Apokalypse ist die Erwartung eines Endes, aber ohne etwas über dieses Ende und ein Danach wissen zu können. Die Apokalypse ist bedeutungslos, und genau das unterscheidet sie zum Beispiel im Verständnis von Buber (1954) auch von der Prophezeiung, zumindest von einer solchen, die etwas anderes prophezeit als das Ende der Zeit. Man könnte also sagen, dass sie nicht mit einer Erwartung verbunden ist. Hier gibt es einen Bezug zu Kosellecks (1979) Begriff des »Erwartungshorizonts«, der Teil dessen ist, was ich oben als volles Warten beschrieben habe. Ein leeres Warten hingegen hat mit einer besonderen Form der Gegenwärtigkeit zu tun, die das Leben in einer postapokalyptischen Zeit ermöglicht, indem, wie zu zeigen sein wird, auch angesichts des Bedeutungslosen ein sinnhaftes Erleben möglich wird.

Meine Annahme ist, dass es dazu des Dialogs bedarf, der von Vertrauen und Hoffnung ebenso getragen ist, wie er sie hervortreten lässt. Zuvor gilt es allerdings, die Zusammenhänge zwischen den bisher bloß lose benannten apokalyptischen Zuständen und Prozessen genauer in den Blick zu nehmen. Dies bedarf zuvor einer knappen Positionsbestimmung des Menschen in Relation zu dem, was ihn umgibt.

4.1.1 Zum Verhältnis von Mensch, Welt und Planet

Chakrabarty (2021) hat die Unterscheidung zwischen dem Globalen und dem Planetaren dafür genutzt, die Position des Menschen in der Gegenwart zu beschreiben. Vor dem Hintergrund der Kennzeichnung der gegenwärtigen, wenn nicht unbedingt geologischen, so doch aber, wie man sagen könnte, »geosoziologischen« Epoche als Anthropozän (als Ausdruck populär gemacht von Paul J. Crutzen) geht er davon aus, dass die Wirkung des Menschen auf den Planeten kennzeichnend für die Zeit ist, in der wir leben. Ich spreche hier von einer geosoziologischen Epoche, weil die Maßgabe dafür, was geologisch betrachtet als eine Epoche gelten kann, doch etwas größer sein dürfte, als dass selbst noch die vergangenen 100 Jahre als eine neue gelten könnten, was auch die Haltung der International Commission on Stratigraphy abbildet, vom Anthropozän nicht als erdgeschichtlicher Epoche im geologischen Sinn zu sprechen. Chakrabarty weist darauf hin, dass eine »globale« Perspektive von einer »planetaren« zu unterscheiden ist: »Der Globus, behaupte ich, ist eine humanozentrische Konstruktion; der Planet bzw. das Erdsystem dezentriert den Menschen« (a. a. O., S. 14).

Der Mensch, durch allerlei Prozesse im Zuge der »Globalisierung«, das heißt der ideellen und räumlichen Inbesitznahme von Regionen, Ressourcen u. a., greift massiv in den Planeten ein, was die Grundlage für eine Kennzeichnung unserer Zeit als Anthropozän darstellt: Der Mensch ist in den Wirkungen seines Handelns auf den Planeten zu einer entscheidenden geologischen Einflussgröße geworden. Chakrabarty argumentiert im Lichte des postkolonialistischen Diskurses und unter Einbezug einer Perspektive auf eine ungleiche Verteilung von Kapital oder weltpolitischer Handlungsmacht zwischen dem Globalen Norden und dem Globalen Süden, also letztlich auch globalisierungs- und kapitalismuskritisch: »Die geologische Zeit des Anthropozäns und die Zeit unseres Alltagslebens im Schatten des globalen Kapitals sind miteinander verwoben« (a. a. O., S. 25). »Globalisierung« allein bildet also nur einen Teil der Perspektive dessen ab, wie sich der Mensch zum Planeten ins Verhältnis setzt, bzw. ist in die Verwendung des Ausdrucks gerade der Aspekt einer planetaren Inbesitznahme durch den Menschen einzubeziehen.

4.1.2 Posthumanismus

Insbesondere manche Modelle einer dystopischen Betrachtung der menschlichen Welt und der Zukunft stehen im Zusammenhang eines mehr oder weniger gerechten Endes des Menschen: Angesichts dessen, was er mit sich und mit dem Planeten angestellt hat und immer wieder anstellt, hat der Mensch es auch nicht anders verdient, als unterzugehen (vgl. zum »kritischen Posthumanismus« in all dessen unterschiedlichen Facetten auch: Herbrechter et al., 2022).

Posthumanismus umfasst mehr als nur einen Abgesang auf den

Menschen, sondern vor allem ein Hinterfragen des Anthropozentrismus in der Betrachtung der Welt und des Planeten. In einer Perspektive des unabänderlichen und »gerechten« Endes der Menschheit im Besonderen lassen sich unterschiedliche Varianten beschreiben (üblicherweise auch unter der Fragestellung einer »Anthropodizee« diskutiert; vgl. z. B. Akerma, 2000):

- Die allgemeine Perspektive darauf, dass der Mensch, angesichts seines Selbst-Bewusstseins eigentlich eine Fehlkonstruktion ist, ein Irrweg der Evolution, weil Selbstreflexion keinen evolutionären Vorteil hat, sondern Leiden verursacht, die Möglichkeit psychischer Störungen in die Welt bringt oder den Menschen dazu befähigt, anderen grauenvolle Dinge anzutun u. v. m. (z. B. als Teil der radikal zweifelnden Philosophie Ciorans, z. B. 1953; populärwissenschaftlich z. B. bei Ligotti, 2010)
- Antinatalistische Positionen, in denen betont wird, dass die Erde überbevölkert ist, mit entsprechenden Folgen für Lebensräume, die nicht weiter ausgedehnt werden können oder sollten, sowie für den kollektiven ökologischen Fußabdruck, das heißt der Belastung des Klimas durch eine weiter wachsende menschliche Bevölkerung der Erde

Ein anderer Strang der Diskussion betrifft die sogenannte »object-oriented ontology« mit Beginn des 21. Jahrhunderts. Auch hier geht es darum, die Zentralität des Menschen gegenüber dem Nichtmenschlichen in Frage zu stellen (Anthropozentrismus). Für den vorliegenden Zusammenhang erscheint der Ansatz Mortons (2013) interessant, der von Hyperobjekten spricht. Diese sind für ihn solche, die in einer Weise über Raum und/oder Zeit ausgedehnt sind, dass sie für den Menschen unerfassbar bzw. unbegreiflich bleiben. Als Beispiele führt Morton den Klimawandel oder radioaktive Strahlung an. Diese sind deshalb Hyperobjekte, weil sie als solche nicht lokalisiert und dementsprechend auch nicht beobachtet werden können. Sie sind zu sehr ausgedehnt oder zerstreut – und zudem in ihrer Wirkung überwältigend.

Zunächst scheinen sich in der Tat hier Anknüpfungspunkte für die Psychoanalyse zu ergeben: Was, wenn sich auch psychoanalytisch solche Art von (»inneren«) Objekten beschreiben ließen, die intensivste Wirkungen ausüben, aber ungreifbar und unkonturiert bleiben? Damit wäre ja nicht gemeint, dass es Objektrepräsentanzen wären, die (in Teilen) unbewusst oder fragmentiert sind, sondern solche, die einerseits Teil der psychischen Repräsentanzwelt sind, andererseits aber auch eben nicht repräsentiert werden können. Der Umstand der eigenen Sterblichkeit könnte ein weiteres dieser Objekte sein.

So reizvoll dieser Gedanke psychoanalytisch auch ist, vermutlich entfernt er sich recht schnell von einigen Grundprämissen, die Morton mit Hyperobjekten verbindet, insofern diese nämlich gerade nicht in Bezug zu einer (dann wieder anthropozentrischen) Perspektive des individuellen Erlebens bzw. Nicht-Erleben-Könnens gedacht werden. Sie sind »in der Welt« als Objekte ausgedehnt, und dies steht dann nicht in Opposition zu mental repräsentierten Objekte, sondern ganz konkret zu Objekten in der Welt, die weniger zerstreut, dislokalisiert oder ausgedehnt sind. Ein psychoanalytischer Begriff von Hyperobjekten würde daher vermutlich mit Mortons Ansatz nicht viel mehr als den Terminus teilen.

Im vorliegenden Rahmen versuche ich, eine andere Linie als die im kritischen Posthumanismus vertretene zu zeichnen, nämlich eine, die angesichts der Probleme des Anthropozän, in deren Anerkennung, vor allem den Weg in einen Post*in*humanismus wählt, das heißt, den Versuch unternimmt, in eine psychoanalytisch informierte Perspektive auf die Toleranz für Ungewisses und auf Dialogizität zu gelangen und dahingehend das Inhumane im Menschen zu adressieren. Dazu sind die Probleme der Gegenwart allerdings zunächst genauer zu beschreiben.

Im Folgenden geht es mir um den Entwurf eines Modells der Interdependenz verschiedener krisenhafter Zustände oder Prozesse. Dabei folge ich der Annahme, dass es nicht zuletzt systemische, also systembezogene Dynamiken, sind, die Krisen komplexer werden lassen und intensivieren – und insofern verstanden werden müssen und verändert werden können. Dazu präsentiere ich nicht empirische Ergebnisse (sei es aus soziologischer/sozialpsychologischer, politikwissenschaftlicher oder anderer Perspektive), sondern unternehme den Versuch einer Erhellung der beteiligten Emotionsdynamiken, indem ich ineinander verwobene, einander verstärkende Krisenzustände und -prozesse in den Blick nehme.

Ein Beispiel für die Möglichkeiten, aber auch die Risiken im Hinblick auf eine Verkürzung oder Vereinfachung liefern die Überlegungen zum sogenannten »Bronze Age Collapse« Ende des 12. Jahrhunderts vor unserer Zeitrechnung. Kemp und Cline (2022) zeigen beispielsweise auf, dass und wie ein Zusammentreffen von Naturkatastrophen (und folgenden Ernteverlusten und Ressourcenknappheit), politischer Instabilität, Verschiebungen im Handelsnetz u.a. jeweils aufeinander gewirkt und in der Folge innerhalb weniger Jahrzehnte zum »Untergang« einzelner Städte oder von einflussreichen regionalen Kulturen im östlichen Mittelmeerraum geführt haben (z.B. des hethitischen Reichs).

Eine ähnlich umfassende Analyse kann im vorliegenden Rahmen nicht gegeben werden. Trotzdem halte ich es für nützlich, eine Skizze dessen zu entwerfen, wie Klimawandel, politisch und religiös motivierte Radikalisierung, geopolitische und klimabedingte Migration und andere Faktoren zusammenwirken und in Dynamiken der gruppenbezogenen Menschenfeindlichkeit resultieren, die sich als kontraphobische Entgleisung einer fehlenden Verunsicherungstoleranz in (post-)apokalyptischen Zeiten (also solchen des unverkennbaren Wandels und der Veränderung der Grundkoordinaten des Lebens) auffassen lassen.

Die folgenden Überlegungen beruhen dabei auf einer Grundannahme: Vieles am Umgang der Menschheit mit dem Planeten Erde hat mit der Logik und den Folgen der Globalisierung zu tun. Damit meine ich an dieser Stelle die Ausweitung und Vernetzung des Welthandels, grob in einer kapitalistischen Logik (oder, wie Weintrobe, 2021, formuliert, in der Logik eines neoliberalen Exzeptionalismus). Eingeschlossen sind dabei auch Ausweitungen menschlicher Lebensräume, zum Teil auf Kosten von Vegetation bzw. nichtmenschlichen Lebensräumen. Es geht also beim Begriff der Globalisierung um eine Art der »Inbesitznahme« des Planeten, die von bestimmten Teilen der Weltbevölkerung vornehmlich durchgeführt wird, von der diese vornehmlich profitieren und unter der andere Teile der Weltbevölkerung vornehmlich leiden. Ein einfaches Beispiel wäre die Rodung von Regenwäldern für das Schaffen von Weideflächen für die Viehzucht: Damit können Unternehmen Geld verdienen (auch weil es eine Nachfrage Konsumierender gibt), es wirkt sich auf das Klima aus und bedeutet eine Zerstörung menschlicher und nichtmenschlicher Lebensräume.

Die Einengung von Lebensräumen durch die »Ausbreitung« des Menschen ist ferner ein relevanter Faktor für die Verbreitung »neuer« Krankheiten, die von Tieren auf Menschen übertragen werden, wie verschiedene Pandemien der zurückliegenden 10 bis 20 Jahre zeigen.

Auch wenn es problematisch sein kann, komplexe Systeme auf einen einzigen ursächlichen Faktor zurückzuführen, und angesichts dessen, dass an dieser Stelle eine globalisierungskritische Sicht nicht dazu führen soll, ein alternatives Modell globalen oder regionalen Handels entgegenzusetzen, so kann doch gesagt werden, dass die, etwas zynisch als solche bezeichnete, »Inbesitznahme« des Planeten als ein entscheidender Knotenpunkt der Krisen der Gegenwart angesehen werden kann.

Ein Modell der Wechselwirkungen zwischen »sozialen« und »planetaren« Entgleisungen liefert der »Doughnut«, den die Wirtschaftswissenschaftlerin Raworth (2017, S. 38) vorlegt (hier zitiert nach Weintrobe, 2021, S. 211):

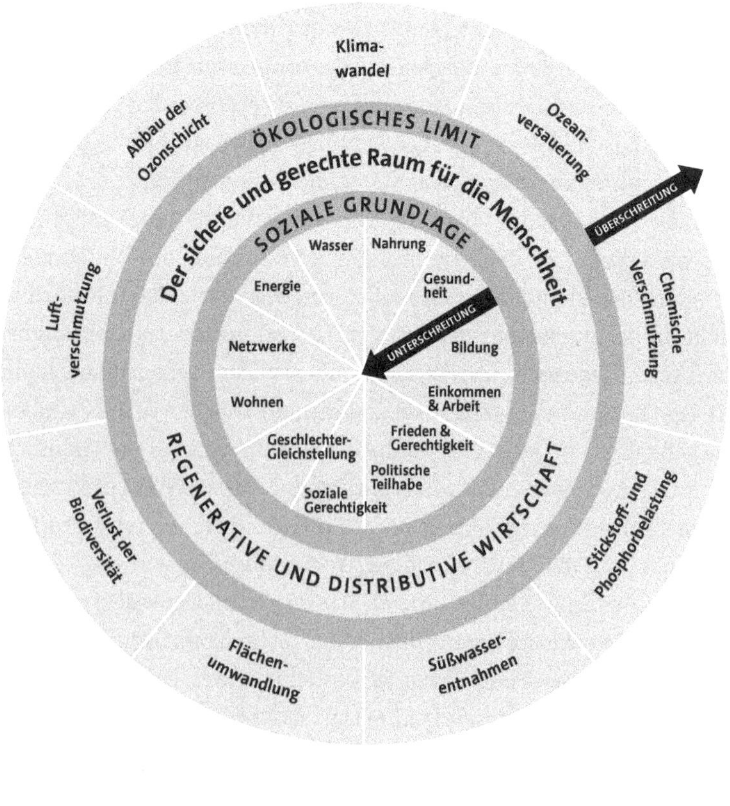

Das Modell veranschaulicht sehr gut, wie eine Einengung des Bereichs eines »gesunden«, sicheren und gerechten menschlichen Lebens aufgrund der Folgen von Klimawandel in seinen verschiedenen Ausprägungen auch zu Belastungen in sozialen und sozialpolitischen Bereichen des Zusammenlebens führt. Wird der Doughnut von außen zusammengepresst (durch planetare Dynamiken), wird auch das Loch im Inneren (soziale, politische oder gesundheitsbezogene Dynamiken) kleiner. Drängen die im Inneren verorteten Prozesse nach außen, wird der Doughnut ebenfalls schmaler bzw. dehnen sich seine Grenzen nach außen aus (d. h., es resultieren daraus planetare Dynamiken).

4.1.3 Bemerkungen zur Methode II: Gesellschaftsbezogene Modellbildungen

Anknüpfend an die in Kap. 2.2 entwickelten Überlegungen zum Vorgehen der »Angewandten Psychoanalyse«, samt der dort vorgeschlagenen Antworten auf die methodischen Probleme im Hinblick auf freie Assoziation, Übertragung/Gegenübertragung und Deutung, sowie an die Bemerkungen zur klinischen Modellbildung in Kap. 3.10, kann nun dargelegt werden, in welcher Weise die folgenden modellhaften Reflexionen über die Psychodynamik »apokalyptischer« Zustände und Prozesse in der Gesellschaft einem psychoanalytischen Vorgehen entspringen.

In Kap. 3.10 habe ich für die klinische Situation und die Darlegung des Zeiterlebens sowie der Untergangsvorstellungen bei spezifischen psychischen Erkrankungen dafür argumentiert, dass ein In-Beziehung-Treten zu einem Patienten oder einer Patientin es ermöglicht, etwas davon, was er oder sie mit in den Behandlungsraum bringt, am eigenen Leib zu spüren. Dies ermöglicht beispielsweise eine Konzeptualisierung des subjektiven Zeiterlebens oder der Ängste, die jemand hinsichtlich des »Untergangs« der persönlichen oder sozialen Welt erlebt bzw. befürchtet. Ich bin dort auch darauf eingegangen, dass bereits auf dieser Ebene eine Verknüpfung zwischen »symptomatischen« Ängsten, die in einer Psychotherapie adressiert und verändert werden können (bzw. die reguliert und in ihrer Bedeutung erkannt werden können), mit solchen Ängsten, die mit gegenwärtigen Realitäten zu tun haben, zu sehen ist. Auch im Behandlungszimmer begegnen uns gegebenenfalls die Folgen des Klimawandels, von Krieg und anderweitig bedingter Migration, von gruppenbezogener Menschenfeindlichkeit usw.

Wenn es nun um eine methodisch geleitete psychoanalytische Betrachtung auch dieser Zustände und Prozesse außerhalb des Behandlungszimmers und der Auseinandersetzung mit dem individuellen Erleben geht, ist ebenfalls zu sagen, dass dies am »eigenen Leib« gespürt werden kann, auch wenn ich, wie in der Einleitung dargelegt, von nur wenigen der genannten Aspekte und ihren Folgen selbst und direkt betroffen bin. Gesellschaftliche Prozesse psychoanalytisch zu betrachten, kann aber bedeuten, sich zu Phänomenen, wie sie sich im Alltag, in Nachrichtensendungen usw. präsentieren, ins Verhältnis zu setzen und sie szenisch zu verstehen.

Die Annahme beispielsweise, dass viele der entgleisten Versuche, mit Verunsicherung und Ängsten umzugehen, sich als kontraphobisch erweisen, erwächst aus der Reflexion der forscherischen Subjektivität: Demagogische Rhetorik, die Rechtfertigung kriegerischer oder terroristischer Angriffe, die Tatsache extremer Wetterlagen, Berichte über Menschen, die sich stereotypisierendem Hass und Gewalt ausgesetzt sehen – all das ruft bei einer psychoanalytischen Betrachtung (und nicht nur in dieser) Angst, Entrüstung, Scham, Ohnmacht oder anderes hervor. Das lässt sich, im Falle von Entrüstung beispielsweise, einerseits als eine gut nachvollziehbare emotionale Reaktion auf Ungerechtigkeit und Gewalt verstehen, ist andererseits aber, womöglich gerade bei Angst oder Ohnmacht, als eine emotionale Reaktion einzuordnen, die etwas davon aufnimmt, was im Diskurs ausgeschlossen wird: etwa die Leugnung des menschengemachten Klimawandels, einer ungerechten Verteilung von Gütern oder xenophober Rhetorik – also Versuche, einfache und entwertende Erklärungen und Pseudolösungen zu erfinden. Es macht Angst und ohnmächtig, mit dem Ende einer Zeit, wie man sie kannte, konfrontiert zu sein.

Damit soll gesagt sein, dass das im Folgenden vorgelegte Modelle der Wechselwirkungen der verschiedenen apokalyptischen Zustände und Prozesse der psychoanalytischen Wahrnehmung entspringt, dass in weiten Teilen des Diskurses Angst und Verunsicherung ausgeklammert werden – sie zeigen sich als das Ausgeschlossene –, womit die Aufgabe verbunden ist, ihnen einen Rahmen zu geben, in dem sie bewältigbar(er) werden. Zugleich präsentiert das hier vorgelegte Modell allenfalls die Grundlage für fortgesetzte empirische Untersuchungen, etwa Forschungsinterviews.

4.2 Klimawandel

Manche Annahmen werden im Folgenden als zutreffend angesehen, auch wenn ich im vorliegenden Rahmen nicht die existierende wissenschaftliche Literatur als Belege anführen kann. Die Durchschnittstemperatur auf der Erde ist deutlich messbar und spürbar angestiegen, insbesondere seit der zweiten Hälfte des 20. Jahrhunderts, und es gibt gut fundierte Prognosen, dass und in welchem Ausmaß/Tempo sie weiter ansteigen wird. Es gibt ferner eine Häufung von Extremwetterlagen und Naturkatastrophen (Dürreperioden, Hochwasser, Absinken von Landmassen in Küstennähe, Waldbrände). Auch wenn es dies in der Geschichte des Planeten und damit der Menschheit immer wieder gegeben hat, so kann eine Häufung festgestellt werden. Es ist sehr wahrscheinlich, dass beides Ausdruck desselben Faktors ist, nämlich eines nicht zufälligen Wandels im Klima.

Eine weitere Annahme, die ich zugrunde lege, ist, dass es sich bei diesem Klimawandel mindestens zu einem entscheidenden Teil (und das macht ihn nicht kontingent und von früheren Schwankungen der Lebensbedingungen auf der Erde unterscheidbar, d. h. spezifisch für die Gegenwart) um etwas Menschengemachtes handelt. Damit ist gemeint, dass Faktoren wie CO2-Ausstoß, Abbau fossiler Energiestoffe, Produktion und »Entsorgung« von Plastik und anderem Müll, Umgang mit Ressourcen und nichtmenschlichen Lebensräumen sich in entscheidendem Maß darauf auswirken, wie das Leben auf der Erde aussieht. Das bedeutet auch, dass nicht nur Kreuzfahrten oder Flugreisen eine Belastung für das Klima darstellen, sondern eben auch »Konsum«, das heißt das Inanspruchnehmen von Gütern, die über Produktions- oder Lieferketten hergestellt und verteilt werden. In Berlin ein, sagen wir, argentinisches Steak im Lokal zu ordern, steht unter Umständen im Zusammenhang mit einer Rodung von Wäldern, um Weideflächen zu schaffen, mit einer Klimabelastung, die durch das bloße Existieren großer Massen an Rindern entsteht, sowie mit einer Klimabelastung, die dadurch zustande kommt, dass das Fleisch verarbeitet, gekühlt und transatlantisch transportiert wird. Es lassen sich viele weitere Beispiele finden.

Kurz gesagt: Eine entscheidende Ursache für den Klimawandel besteht im Umgang der Menschheit mit dem Planeten, insbesondere, aber nicht darauf beschränkt, im Hinblick auf Konsum und Verbrauch, dessen Folgen, verkürzt gesprochen, im veränderten Klima zu erkennen sind.

Weitere Folgen lassen sich auf unterschiedlichen Ebenen beschreiben. Eine erste betrifft die Veränderung menschlicher Lebensräume, bereits jetzt und erst recht angesichts weiterer Veränderung, in erster Linie, was den Anstieg der Durchschnittstemperatur auf der Erde angeht, der Bereiche des Planeten für den Menschen unbewohnbar werden lässt (ohne Einsatz weiterer klimabelastender Technik wie Klimaanlagen, die darüber hinaus finanzielle Ressourcen beanspruchen). Eine Folge dessen ist daher klimabedingte Migration, also Bewegungen der Erdbevölkerung in Bereiche, in denen Leben möglich ist, die allerdings angesichts der Verwobenheit mit Aspekten von globalisiertem Handel immer auch bereits eine geopolitische und wirtschaftliche Migration ist.

Eine zweite Ebene der Folgen des Klimawandels besteht in der notwendigen Änderung in der Lebensführung, teils erzwungen, teils als eine erforderliche Entscheidung. Auf welche Aspekte des bisherigen Lebens sollte man verzichten: die Anzahl der Flugreisen, benzinbetriebene Fahrzeuge, den Konsum von nichtregionalen, nicht nachhaltig produzierten Gütern? Das lässt sich als ein Anzeichen dafür betrachten, dass in einer postapokalyptischen Logik im oben beschriebenen Sinn die Dinge nicht so weiterlaufen werden wie bisher. Die Koordinaten des Lebens verändern sich, und dies in unterschiedlich ernster Weise, denn natürlich macht es einen Unterschied, ob jemand »nur« entscheidet, kein Auto mehr zu besitzen oder im Supermarkt das teurere, regionale Bio-Obst zu kaufen (was selbstverständlich wiederum auch nicht jedem finanziell offensteht), oder ob jemand gezwungen ist, seine Heimat zu verlassen, weil die Temperaturen zu sehr ansteigen oder der Meeresspiegel ansteigt und/oder Landmassen absinken.

Man kann also sagen, dass der Klimawandel direkt und indirekt in Zustände der Verunsicherung führt, die entstehen, weil das Leben nicht weitergeht wie bisher. Das bringt Ängste mit sich, wie das zukünftige Leben aussehen wird (auch hier: in deutlich unterschiedenen Abstufungen hinsichtlich des »Weiterlebens« unter veränderten Bedingungen), und es werden Trauerprozesse erforderlich: Damit ist weniger der Abschied vom benzinbetriebenen Automobil gemeint oder von den spanischen Zitronen in deutschen Supermärkten, sondern der Abschied und Trauerprozess gegenüber einem Leben, das nun in veränderter Form weitergeht. Trauer ist dabei nicht das einzige Gefühl, es geht ja nicht nur etwas verloren, aber Wandlungsprozesse betreffen eben immer auch die Anerkennung dessen, was sich nicht in die Zukunft fortsetzt. Die aufgeführten Einzelbeispiele stehen dabei offensichtlich für einen profunderen Wandel.

An dieser Stelle aber entscheidet sich, wie jemand mit Verunsicherung, Angst und erforderlicher Trauer angesichts dieser profunden Wandlungsprozesse und den damit einhergehenden Entscheidungen, die zu treffen sind, umgeht. Denn natürlich sind die hier geschilderten Prozesse, insbesondere angesichts der begleitenden Affekte, anfällig für Abwehr und Verleugnung. Gerade Angst ist psychoanalytisch betrachtet ein entscheidender Motor für Abwehr. Insofern kann der Klimawandel in Gänze geleugnet werden oder zumindest das Menschengemachte daran (und damit das in der Verantwortung des Menschen Stehende, auch zukünftig). Wenn sich das Klima nicht wandelt bzw. wenn es nicht der Mensch ist, der darauf einwirkt (zurückliegend wie zukünftig, positiv wie negativ), dann braucht es keine Veränderung der Lebensführung, jedenfalls nicht in ethischer Hinsicht, allenfalls reaktiv gegenüber dem aber vermeintlich außerhalb des menschlichen Wirkens stehenden Klima.

Die Lebensführung nicht zu verändern, aber den Wandel zu registrieren, jedoch nicht als menschengemacht, hat dann allerdings hohe Erhaltungskosten. Um das »bisherige Leben« weiterführen zu können, werden unter Umständen Mechanismen der Schuldzuweisung, zumindest aber solche der Ausgrenzung, Abschottung oder Spaltung erforderlich. Ängste und Verantwortlichkeiten, die jemand selbst nicht annehmen mag oder kann, müssen kanalisiert werden – wer trägt die Schuld, wem obliegt die Veränderung? Nur so kann die Illusion aufrechterhalten werden, das eigene Leben ohne Veränderung, nämlich so, »wie es immer war«, weiterführen zu können.

Ein entscheidender Punkt meiner Argumentation ist daher: Eine wichtige Folge des Klimawandels und der damit einhergehenden Verunsicherung kann in der Abschottung und Ausgrenzung bestehen, in der Kanalisierung von auf Veränderung bezogenen Ängsten in Richtung »der Anderen«.

4.3 Politische Radikalisierung und Gewaltausübung

Begriffe wie »politische Gewaltausübung« oder »militärische Konflikte« drohen, dort zu Beschönigungen zu werden, wo es wichtig ist, etwas als Kriegsführung klar zu benennen. Ich möchte mit dieser allgemein gehaltenen Überschrift aber unterstreichen, dass auch beispielsweise die Ausweisung von Eingewanderten unter dem Deckmantel der »Illegalität« nichts anderes ist als ein Gewaltakt.

Im Hinblick auf (kollektive) Radikalisierungsprozesse ist ferner auch die in religiösen Kontexten stehende Radikalisierung zu nennen, auch wenn sie sich von einer politischen oft nur schwer trennen lässt. Selbstverständlich soll damit nicht gesagt sein, dass Religion für sich genommen extremistisch wäre, sondern vielmehr, dass religiöse Überzeugungen aufgrund ihrer enormen emotionalen Bedeutung und ihrer Zugehörigkeitsdynamiken womöglich besonders anfällig sind für Prozesse, die mit Ingroup- und Outgroup-Phänomenen zu tun haben, und somit Glaubensgemeinschaften und ihre Leitfiguren eine besondere Verantwortung dafür zu tragen haben, wie mit Nicht- oder Andersgläubigen umzugehen ist.

Wenn es nun um Ursachen von politischer Radikalisierung und Gewaltausübung geht, hier vorerst auf einer kollektiven Ebene, dann sollte das nicht als eine Rechtfertigung verstanden werden. Die Folgen von geopolitisch oder anders bedingter Migration beispielsweise sind zweifelsohne ein allzu häufig herangezogenes Element für politische Radikalisierung. Damit ist allerdings mitnichten behauptet, dass ein Stoppen von Migration, wie auch immer das aussehen sollte, die Lösung zur Eingrenzung politischer Radikalisierung ist – genau das wäre ja deren Performanz und der Rekurs auf ein Narrativ, auf das die Radikalisierung abzielt und im Rahmen dessen sie sich legitimiert. Aber die Migration bleibt eine Pseudo(!)-Ursache (unter anderen), wenngleich zu fragen ist, wie diese Verkettung zu durchbrechen ist. Ein Vorschlag dafür wird im vorliegenden Rahmen, mit dem Hinweis auf die erforderliche Verunsicherungstoleranz gegeben.

Zu den Ursachen politischer Radikalisierung und Gewaltausübung gehört also der Umstand der geopolitischen und klimabedingten Migration, die Spannungen sichtbar machen kann und Verunsicherung spürbar werden lässt – was steckt denn in der doch überaus merkwürdigen Annahme eines »Bevölkerungsaustauschs«, den etwa die deutsche Bundesregierung in der Asylpolitik angeblich verfolge, anderes als die Angst einer veränderten, im Wandel befindlichen Gesellschaft? Sie deckt hier auf, wie viel kontraphobisches Festhalten an dem, wie es immer war, auch vorher schon geherrscht hat.

Als Hauptursache für politische Radikalisierung und Gewaltausübung kann allerdings ein komplexerer Prozess aus dem Schüren und (Pseudo-)Bewältigen von Ängsten angesehen werden. Wandlungsprozesse bringen Verunsicherung mit sich, die wiederum, angesichts der beteiligten Affekte von Angst oder Trauer, drohen, abgewehrt zu werden. Ein dysfunktionaler Weg mit hohen interpersonalen Kosten, Ängste abzuwehren, kann darin liegen, sie zu verschieben oder zu »kanalisieren«. Ängste vor Veränderung lassen sich dabei fatalerweise oft dahingehend lenken, dass die Annahme gefördert wird, zum Beispiel ohne Einwandernde würden die Ängste davor, etwas Vertrautes zu verlieren oder verändert zu sehen, nicht bestehen.

Radikale und radikalisierende politische Rhetorik nutzt ein solches Motiv oft: Einer Gruppe wird vermittelt, dass eine Führungsfigur ihre Ängste gut kennt und teilt – und dass es gute Gründe dafür gibt, sie zu haben. Die Ängste werden dann aber in bestimmter Weise geframet oder verstärkt: als Angst vor Zuwanderung, vor Verlust des Vertrauten, vor Gewalt usw. Diese Art von Angst produziert Feindbilder, eine Außengruppe und »Schuldige« an den eigenen Ängsten oder einem subjektiv erlebten Verlust von Freiheit. Hier ist dann gerade das Schüren bestimmter Ängste seitens der Führungsfigur das Mittel, sich als jemand zu präsentieren, der die Lösung dafür parat hat, also eine Vision und ein Narrativ davon, was passieren muss, damit Ängste (vermeintlich) aus der Welt geschaffen werden. Ein Narrativ, das sich auf Projektion, Spaltung und Vereinfachung stützt, wird bereitgestellt und liefert die Grundlage für Ausgrenzung und Gewalt. In der Regel enthalten diese Rhetorik und die daraus erwachsenen Handlungen auch das Motiv einer »guten alten Zeit«, sei es ein großrussisches Reich, ein Amerika, das »great again« gemacht wird, oder ein Deutschland, in dem dieses oder jenes, dieser oder jene, keinen Platz hatte.

Damit werden bereits die Folgen von politischer Radikalisierung und Gewaltausübung erkennbar, nämlich zuallererst: mehr politische Radikalisierung und Gewaltausübung sowie deren Legitimation. Es geht um die Eskalation von Rhetorik und Emotion und Handlungen, nicht zuletzt militärische Einsätze. Spaltungen werden intensiver oder erhärtet. Eine Folge dessen wiederum ist Flucht bzw. politische Vertreibung.

4.4 Geopolitische und klimabedingte Migration

Migration, sei es aus politischen, wirtschaftlichen, religiösen oder anderen Gründen (sofern man eine solche Unterteilung überhaupt als sinnvoll erachtet, in gewisser Hinsicht kann jede »wirtschaftlich« bedingte Flucht als eine politische betrachtet werden), hat es immer schon gegeben und die Rede von einem »Migrationshintergrund« nimmt ein denkbar schwammiges und zunehmend unbrauchbares Konzept in Anspruch. Auch an dieser Stelle kann allerdings dafür argumentiert werden, dass dem Klimawandel (samt der vor allem auf Lebensbedingungen und Armut bezogenen Folgen), politischer Vertreibung und/oder Flucht vor Kriegen in den vergangenen Jahrzehnten weltpolitisch eine erhöhte Bedeutung zugekommen ist. Auch hier stellt die Globalisierung im oben beschriebenen Sinn (Welthandel, Inbesitznahme planetarer Regionen und Ressourcen) einen entscheidenden Faktor dar, der quer zu den anderen liegt: Globalisierter Welthandel bedingt Klimawandel, wirtschaftliche Ungerechtigkeit und Ausbeutung u.a.

Konkreter können als Ursachen von Migrationsbewegungen die folgenden gesehen werden: Armut und andere psychosoziale und gesundheitsbezogene Bedingungen (samt derjenigen, die durch den Klimawandel hervorgerufen werden), Kriege, politische und/oder religiöse Verfolgung und Vertreibung.

Mit Blick auf die Folgen der geopolitischen Migration wird (erneut) deutlich, wie sehr die einzelnen Bereiche gegenwärtiger Krisen miteinander verwoben sind: Die Folgen der geopolitischen Migration sind – mittelbar und angesichts fehlender Verunsicherungstoleranz sowie der damit einhergehenden Kanalisierung von Ängsten – weitere politische Radikalisierung und Gewaltausübung. Auch hier ist darauf hinzuweisen, dass die Migration nicht »Wurzel allen Übels« ist, sondern angesichts kontraphobischer Verarbeitung des Wandels in einen bestimmten Kontext gesetzt wird – nur in dieser Hinsicht ist die politische Radikalisierung die »Folge« der Migration. Eine weitere ist, nimmt man den Umstand des Klimawandels und der Unbewohnbarkeit bestimmter Regionen des Planeten hinzu, dass durch die geopolitische Migration zunehmend mehr Regionen in der Welt entstehen, in denen sehr viele Menschen leben, und manche, in der immer weniger Menschen (über-)leben (können). Auch das trägt dazu bei, in manchen Regionen den Lebensraum der Menschen auszudehnen und nichtmenschliche Lebensräume zu verkleinern. Politische Gewaltausübung und erzwungene Migrationsbewegungen führen also selbst wiederum zu einer intensivierten »Inbesitznahme« des Planeten.

4.5 Gruppenbezogene Menschenfeindlichkeit

Zu den apokalyptischen Zuständen und Prozessen sowie zu deren sichtbarsten und gravierendsten Folgen gehören Spaltung, Ausgrenzung und daraus erwachsende Gewaltausübung. In Kap. 4.3 habe ich dies auf einer kollektiven Ebene betrachtet, im Kontext einer politischen und in Teilen religiösen Radikalisierung. Bereits auf der kollektiven Ebene spielen Xenophobie, Antijudaismus, Antiislamismus, Rassismus, Sexismus, Misogynie, Homophobie, Transphobie und andere Formen von Hass, Ausgrenzung oder der Konstruktion eines bestimmten Feindbildes eine Rolle, ebenso wie dies auf einer stärker individuellen Ebene der Fall ist.

Diese Dynamiken werden, nicht zuletzt aufgrund der zugrundeliegenden gemeinsamen Mechanismen und Konsequenzen, zusammengefasst als gruppenbezogene Menschenfeindlichkeit bezeichnet. Natürlich wird die damit einhergehende Gewalt auch ihrerseits durch Gruppen ausgeübt, gerade das macht sie ja gefährlich. Ich wähle diese Betrachtungsweise an dieser Stelle aber im Hinblick auf Radikalisierung und Gewaltausübung in einem eher auf sich radikalisierende Personen bezogenen Kontext. Ich fasse auch dies hier unter den Oberbegriff »apokalyptische Zustände und Prozesse«, weil gruppenbezogene Menschenfeindlichkeit sich gerade nicht darin erschöpft, jemanden als Individuum anzugreifen oder zu entwerten, sondern dahingehend, was einen Menschen in seiner sozialen Identität und Selbstzuschreibung (mit-)konstituiert.

Ich verstehe gruppenbezogene Menschenfeindlichkeit dabei als das Ausüben von Gewalt (einschließlich verbaler und struktureller) und Zeigen negativer Einstellungen, die sich auf Gruppen von Menschen beziehen, insbesondere solche, die durch Herkunft, Sexualität, Aussehen, Religion, Geschlecht oder andere Merkmale als Gruppe (oft: »Minderheit«) angesehen werden können.

Darin ist mir der Aspekt wichtig, dass in solchen Dynamiken eine Gruppe, auf die mit Feindseligkeit geantwortet wird, überhaupt erst als eine solche konstruiert wird – also als eine Art von »Feindbild«, deren Zugehörige durch stereotypisierende Zuschreibungen und Projektionen mehr Ähnlichkeiten erhalten. An anderer Stelle (Storck, 2023c) habe ich dafür argumentiert, dass in solchen Dynamiken weniger gesagt werden kann, dass Feinde Angst machen, sondern dass Angst Feinde macht; dahingehend, dass kontraphobische Mechanismen dafür verantwortlich sind, dass Feindbilder entstehen bzw. jemand andere als feindlich erlebt und in der Folge auch selbst eine (vermeintlich reaktive) feindliche Haltung ihnen gegenüber einnimmt.

Gruppenbezogene Menschenfeindlichkeit begründet sich oft bzw. zu einem wesentlichen Teil durch Spaltungen und Stereotypisierungen sowie durch Reduzierungen auf ein oder wenige Merkmale (z. B. weiblich, jüdisch, homosexuell). Sie legitimiert sich (in ihrer »inneren

Logik«) durch projektive Zuschreibungen, hinter denen in der Regel Ängste zu vermuten sind und die ihrerseits Ängste schüren bzw. kanalisieren (die Kennzeichnung z.B. von »Xenophobie« akzentuiert ja auch genau dies).

Gerade in der Angst vor Zuwanderung lässt sich dies in der Regel beobachten: Besonders in den Gegenden Deutschlands, in denen es wenig »Fremde« (was immer das auch dann genau heißen soll) gibt, werden offenbar Ängste stark in Richtung eines Angstnarrativs, dass mit den Fremden Gewalt und Armut Einzug erhalten wird, kanalisiert. Und in den USA werden wohl insbesondere solche Menschen von der Trump'schen Aufforderung, eine Mauer zu Mexiko bauen zu müssen, erreicht worden sein, die recht weit weg davon leben.

In gruppenbezogener Menschenfeindlichkeit werden zudem häufig Diskriminierungsnarrative umgewendet. Oft sind es gerade Angehörige der Mehrheitsgesellschaft und/oder (in manchen Bereichen, z.B. Herkunft, Hautfarbe) privilegierte Menschen, die der Rhetorik folgen, dass sie sich etwas »nicht länger gefallen lassen« dürfen. Dies findet sich m. E. oft im Diskurs über Geschlechtergerechtigkeit, zum Beispiel im Hinblick auf gendergerechte Sprache. Initiativen, deren Ziel es ist, Diskriminierung zu reduzieren, werden als diskriminierend wahrgenommen, als Beschneidende von Freiheiten einer Mehrheitsgruppe, welche ihrerseits die Freiheit anderer lange Zeit beschnitten hat. Paradoxerweise ergibt sich dann eine Figur, die implizit sagt: Ich lasse mich doch nicht von Diskriminierten diskriminieren!

Hinsichtlich der Ursachen für gruppenbezogene Menschenfeindlichkeit kann gesagt werden, dass hier viele der soweit diskutierten Bereiche apokalyptischer Zustände und Prozesse zusammenlaufen. Das Ende einer Zeit, wie man sie kannte, bringt Verunsicherung mit sich, Angst und erforderliche Trauerprozesse angesichts dessen, dass es nicht mehr so ist, wie es mal war, dass Wandel bevorsteht. Sofern Verunsicherungstoleranz fehlt, werden individuell wie kollektiv kontraphobische Bewältigungsformen gesucht – und das sind in erster Linie die Kanalisierungen diffuser Ängste angesichts komplexer und schwer übersehbarer Prozesse in Richtung einer Vereinfachung. Grund für die Ängste sind xyz, denen bestimmte stereotypisierende Merkmale zugeschrieben werden.

Ängste bekommen so einen Namen, sind mit einem Feindbild verbunden. Und es lassen sich (vermeintlich) »Lösungen« beschreiben: Ängste werden auf diese Weise geschürt und verstärkt und lassen sich (vermeintlich) beseitigen, ohne dass für diejenigen, die sich auf diese Art von Narrativ einlassen, erkennbar wird, dass in diesen Mechanismen letztlich kontraphobisch und eigentlich angst*verstärkend* vorgegangen wird: Erstens wird die Angst vor Fremdem, die jemand erlebt, der Fremdes wie erfolgreich auch immer zu bekämpfen meint, dadurch ja nicht geringer, zweitens geht es um eine Verschiebung von Ängsten, die komplexerer Natur sind und gerade mit der erschwerten Verunsicherungstoleranz gegenüber »offenen« Entwicklungsprozessen zu tun haben (und herzlich wenig mit haitianischen Einwanderern und Einwanderinnen, die in Teilen der USA vermeintlich Haustiere fressen).

Besonders gefährlich ist, dass diese Dynamiken einer gruppenbezogenen Menschenfeindlichkeit genutzt werden können, um Machtinteressen zu verfolgen: um politische Programme, Kriege, Ideologien u.a. durchzusetzen und zu legitimieren. So dienen sie der Sicherung, Aufrechterhaltung oder dem Wiedererlangen eigener Privilegien, Rechte oder Lebensweisen bestimmter Gruppen.

Allgemein kann man aus psychoanalytischer Sicht dem Argument folgen, dass die Ursachen für gruppenbezogene Menschenfeindlichkeit in der fehlenden Verunsicherungstoleranz angesichts von Prozessen eines profunden Wandels in den Koordinaten des Lebens, wie jemand es kannte, zu sehen sind.

Die Folgen bestehen in erster Linie in einer Intensivierung derjenigen Prozesse, die der gruppenbezogenen Menschenfeindlichkeit zugrunde liegen, nämlich in weiterer Spaltung und Radikalisierung. Das bringt unter Umständen noch mehr Flucht und Verfolgung mit sich, mehr Gewalt, auch in Form von Kriegen. Ängste werden intensiviert, zum einen natürlich auf Seiten derjenigen, die von der Gewalt und Ausgrenzung betroffen sind, zum anderen aber auch auf Seiten derjenigen, deren Ängste in Richtung der gruppenbezogenen Menschenfeindlichkeit kanalisiert werden, da sich das, was diesen Ängsten zugrunde liegt, auf diese Weise gerade nicht bewältigen lässt. Schließlich wird auch solidarisches Handeln oder Dialog zunehmend erschwert.

Insbesondere auf den Punkt des Dialogs werde ich im folgenden Kapitel, in dem ich mich damit auseinandersetze, was aus Sicht der Psychoanalyse nun in Richtung einer Veränderung von Krisenzuständen und deren eskalativen Folgen getan werden kann, genauer eingehen. Meine Darstellungen in Kap. 3, in dem es um die psychischen Krisen von Individuen ging, die »auf die Couch« führen, und um die gesellschaftlichen Krisenzustände, die von der Psychoanalyse »auf die Couch gelegt« werden können, führen vermutlich auf eine Frage hin: Haben denn psychische Erkrankungen von Individuen etwas damit zu tun, dass große Gruppen von Menschen auf Verunsicherung nur kontraphobisch, das heißt hier mit Spaltung, Ausgrenzung und daraus entstehender Gewalt, antworten können? Anders gefragt: Ist individuelle psychische Erkrankung die Ursache für Feindseligkeit? Müssten nur alle Menschen gesund werden (oder zumindest introspektionsfähig genug), und dann könnten Krisenzustände wie der Klimawandel leichter angegangen und gerechtere Wirtschafts- und Handelssysteme eingeführt werden?

Das ist sicherlich zu kurz gedacht, denn es ignoriert die Ebene gesellschaftlicher und politischer Prozesse jenseits eines bloßen Emergenzeffekts der beteiligten Individuen. Wie politische, religiöse oder wirtschaftliche Konflikte entstehen, ist komplexer und überschreitet die Reichweite einer allein psychoanalytischen Betrachtung. Und gruppenbezogene Menschenfeindlichkeit einzig darauf zu reduzieren, dass Menschen, die anderen Menschen gegenüber Gewalt ausüben, »nur« psychisch belastet sind, führt in eine gefährliche Privatisierung gesellschaftlicher Spannungen. Trotzdem möchte ich das Argument stark machen, dass die Toleranz für Verunsicherungen, sowohl auf individueller als auch auf kollektiver Ebene, eine entscheidende Größe sein kann, wenn es darum geht zu verstehen, warum es manchen Menschen(-gruppen) leichterfällt, Prozessen der Wandlung offen zu begegnen, als anderen.

KAPITEL 5

Zeitenwenden: Über den emanzipatorischen Auftrag der Psychoanalyse

Die Psychoanalyse hat nicht immer allzu leicht den Weg in die Auseinandersetzung mit gesellschaftlichen Spannungslagen außerhalb des Behandlungszimmers gefunden. Sicherlich gibt es gerade in Deutschland eine durchgängige Tradition, wenn auch nicht frei von Brüchen, der psychoanalytischen Sozialpsychologie (zu nennen sind insbesondere die Arbeiten Erich Fromms, Alexander und Margarete Mitscherlichs, Horst-Eberhard Richters oder des Sigmund-Freud-Instituts), oft genug ist aber auch der Eindruck entstanden, dass die Zeit im Behandlungszimmer eine andere ist oder auf eine andere Weise vergeht als außerhalb.

Umso wichtiger ist es zu sehen, dass viele der hier behandelten Fragen in den vergangenen Jahren auch innerhalb der internationalen Psychoanalyse eine vermehrte Aufmerksamkeit erhalten haben. Neben den bereits erwähnten Arbeiten Baraitsers, die sich mit verschiedenen Bereichen von Postkolonialismus und Intersektionalität auseinandersetzen (vgl. Baraitser, 2025), sind einige weitere zu nennen. Orange (2017) etwa widmet sich einer psychoanalytischen Betrachtung von Klimaungerechtigkeit dahingehend, dass diejenigen an den Folgen des Klimawandels am meisten zu leiden haben, die sowieso schon benachteiligt sind, bzw. dass sie von der »Inbesitznahme« des Planeten, die entscheidend zum Klimawandel beigetragen hat, am wenigsten Nutzen haben. Orange kommt zur Formulierung einer daraus abzuleitenden Ethik.

Weintrobe (2021) verfolgt das Argument, dass ein (neoliberaler) Exzeptionalismus des Globalen Nordens (gekennzeichnet durch Selbstidealisierung, Bemächtigung und Amoralität) samt dem, was sie damit einhergehend als »culture of uncare« bezeichnet, für die negativen Wandlungsprozesse, mit denen wir uns konfrontiert sehen, verantwortlich ist. Tummala-Narra (2021) nimmt eher die Bereiche von Migration und Xenophobie (in den USA) in den Blick (auch in deren intersektionale Einbettung) und entwickelt die Figur einer erforderlichen kulturellen Kompetenz (nicht allein im psychoanalytischen Behandlungszimmer) im Hinblick auf indigene Narrative oder kulturelle Identifizierungen (Tummala-Narra, 2016). Lear (2006) widmet sich nicht nur der radikalen Hoffnung, sondern auch der erforderlichen Trauerarbeit, die das Ende der Welt (wie wir sie kannten) mit sich bringt (vgl. Lear, 2022).

Den genannten Ansätzen, die weder eine erschöpfende Liste repräsentieren, noch hier in ausreichender Tiefe gewürdigt werden können, sind einige Themen gemeinsam. Man stößt in ihnen auf die Figur von Ethik bzw. »care« (ein in diesem Kontext schwer zu übersetzender Ausdruck, der mehr bedeutet als Fürsorge, Verantwortungsübernahme oder Sorgetragen) sowie auf das Erfordernis, einen Resonanzraum für Verlust und Trauer bereitzustellen. Das sind Elemente einer Spannungstoleranz, aber auch, mindestens implizit, Elemente der Relationalität. Beides sind meiner Auffassung nach Aspekte, für die Psychoanalyse eine Möglichkeit für Veränderung anbieten kann.

5.1 Was ist Veränderung?

In klinischer Hinsicht lässt sich recht gut beschreiben, welche Veränderungen durch eine psychoanalytische Behandlung adressiert werden sollen (vgl. auch (Kap. 3.2.3), wenn auch jeweils erarbeitet werden muss, was das für einen einzelnen Patienten oder eine einzelne Patientin bedeutet. Es geht um das Erlangen von Einsicht in unbewusste (konflikthafte) Bedeutungen, was angesichts des hier Diskutierten natürlich auch die Lockerung von starren Abwehrfiguren, die dem emotionalen Erleben im Weg stehen (und dem Anerkennen der beteiligten Affekte und Wünsche), einschließt. Es geht auch um die korrigierende emotionale Erfahrung, also um eine Beziehungserfahrung, in der sich etwas wiederholt, dann aber einen anderen Ausgang nimmt. Und wichtig ist zudem das Finden von Erlebnisformen, die Fähigkeit zur Symbolisierung bzw. Mentalisierung, so dass jemandem seine eigenen Muster des Erlebens seiner selbst und der Anderen zumindest etwas weniger verborgen bleibt.

Kann man diese Veränderungsmodelle und -ziele so leicht auf den gesellschaftlichen Rahmen transferieren? Einerseits ja – es sind Einsichtsprozesse auf einer gesellschaftlichen Ebene vorstellbar, ebenso wie deren Förderung, indem auf die bestimmten Erlebnis- und Verhaltensweisen zugrundeliegenden Dynamiken hingewiesen wird, mit dem Ziel, dadurch in eine Auseinandersetzung und zu anderen Möglichkeiten des Erlebens und Verhaltens zu kommen. Es sind auch neue Beziehungserfahrungen möglich, die etwas daran verändern, wie Gruppen wahrgenommen werden bzw. Mitglieder von Gruppen die Welt sehen. Es ist auch denkbar, den inneren Denk- und Erlebnisraum in Richtung von Symbolisierung bzw. Mentalisierung zu erweitern (vgl. z. B. Kreuzer et al., 2023).

Konkret im Hinblick auf die Belastungsbereiche, die ich in Kap. 3 für verschiedene psychische Erkrankungen angeführt habe, nämlich die Störungen im subjektiven Zeiterleben (insbesondere die Störungen der Gegenwärtigkeit) und die angstbesetzten Vorstellungen subjektiver oder kollektiver Untergänge, lässt sich beschreiben, welche Art von Veränderung auch auf gesellschaftlicher Ebene sinnvoll sein könnten (Gegenwärtigkeit, Verunsicherungstoleranz).

Andererseits bleibt dieser Transfer von Veränderungszielen und -modellen etwas unlebendig und es steht zu befürchten, dass die Psychoanalyse das Selbstverständnis einer schlichten Besserwisserin transportiert und/oder normative Ideale vorgibt. Und anders als in klinischen Prozessen, wo man in der Regel sagen kann, dass eine Veränderung, die psychisches Leiden lindert, eine ist, über die leicht Konsens herzustellen ist (wenn auch nicht immer sofort über den Weg dorthin), bleiben für gesellschaftliche Prozesse doch eine Reihe von Fragen offen, unter anderem die, was denn eine »gesunde« bzw. »gesundete« Gesellschaft ist, die als Veränderungsziel angestrebt wird.

5.2 Die »gesunde« Gesellschaft und die vier Aufgaben der Psychoanalyse

Wie kann man sich eine »gesunde« Gesellschaft vorstellen, also eine, deren Mitgliedern es möglich ist, auf eine angemessene Weise mit den im vorliegenden Rahmen als apokalyptisch beschriebenen Zuständen und Prozessen sowie deren komplexen Wechselwirkungen umzugehen? Und was kann die Psychoanalyse dazu beitragen, dass dies möglich wird, auf eine Art, die Verunsicherung und Angst anerkennt und toleriert statt sie in kontraphobischer Weise zu verleugnen, zu kanalisieren und am entwerteten Gegenüber zu bekämpfen?

Hier bietet es sich an, auf die in Kap. 1 noch eher programmatisch aufgeführten vier Aufgaben für die Psychoanalyse zurückzukommen, die bis jetzt zwar nicht explizit diskutiert, so doch aber immer wieder gestreift worden sind. Formuliert hatte ich eingangs:

1. Die Anerkennung von Verunsicherung und Ängsten
2. Das Aufnehmen einer Trauerarbeit
3. Die Betrachtung des Ungewissen als Offenheit
4. Das Etablieren einer dialogisch-differenten Resonanz

Am meisten lässt sich soweit zur ersten dieser Aufgaben sagen, das heißt über das Element der Toleranz für Verunsicherung und Ängste als Merkmal einer gesunden Gesellschaft. Gesundheit besteht in psychoanalytischer Betrachtung gerade nicht in »Stärke«. Die psychische Gesundheit zu »stärken« ist eine Metapher mit nur geringer Reichweite bzw. eine irreführende. Der bisherige Gang der Argumentation hat betont, dass es die Verunsicherungstoleranz ist, welche einen Umgang mit apokalyptischen Zuständen und Prozesse bzw. dem Leben in postapokalyptischen Zeiten (zwischen der Offenbarung des Endes und dem Eintreten des Endes der Zeit, wie wir sie kannten) liefern kann. Zentral ist das Argument gewesen, dass die angeführten Zustände und Prozesse damit zu tun haben, dass – postapokalyptisch – unübersehbar ist, dass das Leben, wie man es kannte, einem profunden Wandel unterliegt. Das mobilisiert Ängste angesichts einer nicht bestimmbaren Zukunft (zu der es also keine festen, positiv bestimmten Bilder gibt, aber auch keine einer konkreten Dystopie) sowie das Erfordernis, von manchen Aspekten des Lebens-wie-bisher Abschied zu nehmen, also in einen Trauerprozess einzusteigen. Womit bereits die zweite Aufgabe der Psychoanalyse in (post-)apokalyptischen Zeiten benannt ist: die Anerkennung eines Verlusts und die Möglichkeit, diesen betrauern zu können. Ohne dass anerkannt wird, dass das Alte nicht bewahrt werden und auch kein Weg genommen werden kann, der die Zukunft wieder so »great« werden lässt, wie die Vergangenheit nie war, und ohne dass von der Vergangenheit Abschied genommen wird, muss Veränderung überwältigende Ängste mit sich bringen.

Es hat sich daher gezeigt, dass es hier um eine Weggabelung geht. Wie gehen Individuen und Kollektive mit den Anforderungen an Verunsicherungstoleranz, Ängste und Trauerprozesse um? Es lässt sich der »ungesunde« Weg beschreiben; ungesund, weil er Ausgrenzung und Gewalt bestimmt ist und letztlich Ängste nicht zu bewältigen vermag. Aber worin besteht der »gesunde« Weg? Lässt er sich noch konkreter bestimmen als »nur« durch den Hinweis auf den hohen Stellenwert einer Toleranz für Verunsicherung, Ängste und Trauerprozesse angesichts einer offenen und ungewissen Zukunft?

Zur Beantwortung dieser dritten der beschriebenen Aufgaben für die Psychoanalyse kann darauf geblickt werden, was jemanden denn dazu befähigt, sich Verunsicherung und den Affekten, die eine ungewisse Zukunft mobilisiert, »auszusetzen«. Psychoanalytisch würde man hier so etwas anführen wie: Symbolisierungsfähigkeit, Vermögen zur Regulierung intensiver (negativer) Affekte – aber auch nicht zuletzt der mögliche Rückgriff auf eine »freundliche« innere Welt, anders gesagt: auf positive Introjekte bzw. Objektrepräsentanzen. Damit soll nicht gesagt sein, dass die Auseinandersetzung mit einer verunsichernden Zukunft allein ein innerer, privater Prozess wäre, natürlich geht es auch um das Finden einer interpersonellen emotionalen Sicherheit, das heißt das Wissen darum, den Weg in eine ungewisse Zukunft nicht allein gehen zu müssen.

Auch wenn hier schon die vierte Aufgabe der Psychoanalyse in (post-)apokalyptischen Zeiten angesprochen ist, nämlich die dialogisch-differente Resonanz, die es zu etablieren gilt (warum diese auch »different« zu sein hat, wird noch zu erörtern sein), erscheint es mir sinnvoll, kurz auf die Elemente von Vertrauen und Hoffnung einzugehen, die in entsprechenden Diskursen, etwa bei Lear (2006) oder Sell (2025), eine zentrale Rolle spielen. Auch Küchenhoff (2025) diskutiert explizit die Rolle der Hoffnung im Verhältnis zur Zeitlichkeit bzw. den drei »Zeitekstasen« Gegenwart, Vergangenheit und Zukunft. Sie werden den Weg für eine ausführlichere Diskussion eines veränderungswirksamen Dialogs liefern, mit dem dieses Kapitel beschlossen werden wird.

Vertrauen und Hoffnung als Elemente der Objekterfahrung

In der Diskussion des »leeren« Wartens bin ich auf die Figur einer »umgebenden Objekterfahrung« zu sprechen gekommen (Küchenhoff, 2019, nennt etwas Vergleichbares den »obliquen« Objektbezug). Eine solche lässt sich derart verstehen, dass vorbewusst – und damit der Möglichkeit nach auch bewusst – auf eine Erlebnisumgebung »positiver« Introjekte zurückgegriffen werden kann, in der Vertrauen darin gefasst wird, dass »auf das, was kommt«, in geeigneter Weise geantwortet werden kann. Man muss das, was kommt, nicht bekämpfen oder steuern. Es gibt Grund zur Hoffnung, aber einer Form von Hoffnung, die unbebildert sein darf, eine in den Worten Lears (2006) »radikale« Hoffnung, die weniger die Hoffnung *auf etwas* ist (ähnlich wie das leere Warten kein Warten auf etwas ist), als die Hoffnung, dass etwas Offenes und Ungekanntes, mit all seiner Verknüpfung mit einem Abschied vom Alten, zu etwas Neuem werden kann. Es gibt ein Vertrauen in das Ungewisse.

Mit dem Begriff des Vertrauens ist ein erstes Element einer »gesunden Gesellschaft« bzw. eines »gesunden« Umgangs mit apokalyptischen Zuständen und Prozessen beschrieben. Denn damit ist auch auf das Vertrauen darin abgezielt, dass unter den verschiedenen Varianten, in denen eine noch ungewisse Zukunft ihren Weg nehmen könnte, auch solche sind, in denen der Wandel etwas Gutes mit sich bringt; zwar etwas, das es vorher noch nicht gab und das auch dann noch verunsichernd sein kann, aber eben auch eine Option unter vielen, die keinen Wandel zum Schlechten bringt (denn das wäre ja auch nur wieder eine Gewissheit). Einen solchen Wandel zum Schlechten könnte es zwar geben, aber auch das ist eben ungewiss.

Oben habe ich eine vergleichbare Figur unter dem Begriff der Utopie diskutiert, gleichwohl einer negativen bzw. leeren. Insofern sie (noch) nicht mit positiven Bildern gefüllt ist, kann sie nicht als genau diese Zukunft mit diesen Bedingungen imaginiert werden, sondern nur »leer«. Negativ-utopisches Denken wäre dann ein solches, dass einen Blick in die Zukunft wirft, dort nichts Bekanntes findet, aber die damit verbundene Angst aushält, und so zu einer abstrakten Idee von Neubeginn kommen kann.

Auf eine gute Zukunft zu hoffen – mit der Hoffnung ist ein zweiter zentraler Begriff benannt, unter dem sich eine »gesunde« Gesellschaft beschreiben lässt (vgl. zur Kulturgeschichte der Hoffnung zuletzt Grethlein, 2024) – bedarf des Vertrauens darin, dass sie möglich ist, dass sie eine der Optionen einer ungewissen Zukunft ist und bleibt. Sell (2025) setzt das Aushaltenkönnen von Ohnmacht und Hoffnung in ein direktes Verhältnis. Damit ist auch darauf verwiesen, dass eine wirkliche Hoffnung (bzw. eine Hoffnung, die dort möglich ist, wo sie besonders gebraucht wird, nämlich in Bedingungen von Überwältigung, Angst oder Verunsicherung; vgl. Moellendorf, 2022) und damit einhergehend auch ein Utopie-Bild gerade nicht darin besteht, sich etwas »rosig« auszumalen, sondern dass sie sich etwas anderem entgegenstellt (also der festen Gewissheit nicht nur des Endes der Zeit, wie man sie kannte, sondern des Endes aller denkbaren Zeiten).

Vertrauen und Hoffnung, als Aspekte einer (vorbewusst) umgebenden Objekterfahrung, sind dabei immer bereits relational strukturiert. In ihrer abstrakten Form sind sie auch darauf bezogen, dass die Auseinandersetzung mit einem Anderen nicht dem Zweck einer von Entwertung, Feindseligkeit oder Gewalt getragenen Angstvermeidung dient, sondern etwas am Umgang mit Verunsicherung und Ängsten tolerabel machen könnte (nicht zuletzt in einer psychoanalytischen Behandlung).

Die oben beschriebene Weggabelung lässt sich also auch diesbezüglich genauer fassen: Biegt jemand angesichts verunsichernder Zustände und Entwicklungen ab in Richtung von Spaltung, Ausgrenzung und Gewalt gegenüber Feindbildern, deren Bekämpfung vermeintlich die Ängste beseitigt, oder vermag jemand, die Spannung zu halten und in einen interpersonellen Dialog einzusteigen?

Innere wie äußere Dialogizität könnte sich als dasjenige Element erweisen, das angesichts von apokalyptischen Zuständen und Prozessen (hinsichtlich derer der Klimawandel und weitere Folgen der »Globalisierung« im oben erörterten Sinn die entscheidenden ursächlichen Faktoren sind) die drohenden Entwicklungen von Radikalisierung und Gewaltausübung stoppt und andere, dann gelingendere Formen von Angstbewältigung finden lässt.

Denn, wenn Hoffnung und Vertrauen die entscheidenden Elemente sind, mit Verunsicherung angesichts einer ungewissen Zukunft anders umzugehen, dann ist auf den inneren wie äußeren Dialog Bezug genommen. Und genau dazu dürfte die Psychoanalyse etwas zu sagen haben, ist doch das Gespräch angesichts von (individuellen) Krisen dasjenige Mittel, durch das sie Veränderung auf den Weg bringt. Auch in einem übergeordneten Sinn könnte man dann sagen, dass die emanzipatorischen Möglichkeiten der Psychoanalyse genau darin liegen: im Eingehen eines Dialogs angesichts der Krisen und Verunsicherungen, getragen von bzw. ausgerichtet auf Vertrauen und Hoffnung.

Gleichwohl ist es auch ein Element eines psychoanalytischen Dialogs – insofern dieser sich eben nicht zuletzt mit Unbewusstem auseinandersetzt –, krisenhafte Prozesse und damit verbundene Affekte auszuhalten und durchzuarbeiten. Die Ausrichtung auf eine Utopie soll ja gerade nicht bedeuten, das Bild einer harmonischen, spannungsfreien Zukunft zu zeichnen, und auch nicht das Bild des Weges dahin, sondern die Möglichkeiten zu schaffen, das, was ängstigt, aushalten zu können. Es geht ferner darum, das Schmerzliche (Verlust/Trauer, Angst, Verunsicherung) nicht zu verleugnen oder zu ignorieren. Ebenso wenig ist mit dem Hinweis auf den Dialog gesagt, dass nurmehr Verständigung, Einigung und Harmonie dasjenige sein könnten, das Verunsicherung anzuerkennen, Trauerarbeit aufzunehmen und Ungewisses als Offenheit zu betrachten erlaubt (die drei ersten der vier hier aufgeführten Aufgaben der Psychoanalyse). Deshalb tritt hier die genauer zu beleuchtende vierte Aufgabe der Psychoanalyse auf den Plan: der Dialog, der aber zugleich ein solcher ist, der sich dem Anderen als Anderem widmet und auf diesem Weg auch dem Schmerzlichen einen Platz zu geben vermag.

Das Bild einer katastrophischen Veränderung kann hier weiterhelfen, insofern darin genau gefasst ist, dass die Ohnmacht (oder der

Zusammenbruch) nicht zu beseitigen oder zu verhindern ist, sondern selbst ein Element dessen, wie in eine Veränderung eingetreten werden kann.

5.3 Katastrophische Veränderung und dialogisch-differente Resonanz

Ich komme dafür zurück zur Auffassung der Apokalypse als einer Offenbarung. Ich habe an anderer Stelle das Bild einer Offenbarung (auch im religiösen) Sinn mit dem Auftauchen des Unbewussten bzw. der Einsicht darin in Bezug gesetzt (Storck, 2024a). Offenbart wird, dass ein »nicht mehr so wie bisher« eintritt, eine postapokalyptische Zeit wird in Gang gesetzt, auch dann, wenn sich etwas zeigt, was bis dahin unbewusst geblieben war. Für die klinische Psychoanalyse kann das auch heißen: Bisherige, symptomatische Lösungsversuche für psychische Konflikte oder strukturelle Probleme greifen nicht mehr so wie bisher, auch die Psychoanalyse selbst stellt eine Krisen- und womöglich sogar Apokalypse-Erfahrung dar, mit der Möglichkeit einer Zukunft, die anders ist als das Vertraute, aber erst noch gefunden werden muss.

Anders als Freud gehe ich davon aus, dass die psychoanalytische Aufgabe nicht nur in der Analyse, also der Zerlegung, besteht (und die Synthese, also das Finden neuer, funktionsfähiger Ersatzbildung, durch das Ich von Patienten und Patientinnen selbst und allein geleistet würde). Sondern ich denke, dass die intersubjektive Begegnung mit dem »analysierten« Unbewussten (also einem freigelegten, dabei jedoch nicht schlicht handhabbar gemachten), das sich dann zeigt bzw. offenbart, einen wichtigen Bestandteil der Veränderung darstellt. Das kann man sich u. U. durchaus als Aktualisierung oder »Nachreifung« in dem Sinne vorstellen, dass das Subjekt sich im Zusammenbruch der bisherigen Ordnungsstrukturen und mentalen Koordinaten an ein Gegenüber richtet und in einen Dialog bzw. eine Begegnung findet. Psychoanalytisch bedarf es ja gerade dieser Aufnahmefähigkeit und Resonanz.

Aus religionsphilosophischer Perspektive (in Ermangelung eines besseren Ausdrucks) kann man an dieser Stelle mit Martin Buber (1923) oder Emmanuel Levinas (1948) herausstellen, dass die existenzielle

Erfahrung – hier: die apokalyptische – in den Dialog mit einem Anderen führt (vgl. vor dem Hintergrund anderer Bezugspunkten, aber in einer ähnlichen Ausrichtung Küchenhoff, 2022). Das ist bei Buber stärker dialogisch, bei Levinas stärker alteritätstheoretisch und ethisch formuliert, beides berührt die psychoanalytische Betrachtung an entscheidender Stelle: nämlich dort, wo der Zusammenbruch, die Apokalypse, die Offenbarung und die damit verbundenen Verunsicherungen und Ängste auf ein Gegenüber zuführen, das eben nicht nur Gesellschaft oder Trost allein spendet, sondern das Angebot macht, die Erfahrung eines existenziellen Zusammenbruchs gemeinsam zu erleiden.

Ein weiteres Mal möchte etwas klarstellen: Mir geht es hier nicht um ein »Abfeiern« der Erschütterung oder darum, zu postulieren, dass in einer Psychoanalyse der größtmögliche interpersonelle Zusammenbruch erfolgen müsste bzw. der Analytiker oder die Analytiker dann am hilfreichsten ist, wenn er oder sie selbst zusammenbricht. Es geht mir um den Hinweis darauf, was an Einfühlung und Gegenübertragung bereitgestellt werden muss, das heißt, wofür die innere Bereitschaft vorhanden sein muss. Und das schließt eben auch ein, davon Abstand zu nehmen, sich durch Kennerschaft oder Expertentum den Zusammenbruch in der Gegenübertragung vom Leib zu halten; der Analytiker oder die Analytikerin muss bereit sein, etwas aufs Spiel zu setzen, den Zusammenbruch intersubjektiv gegenwärtig werden zu lassen, damit dieser zu etwas Vergangenem werden *und* Zukünftiges mit »hinreichender Angst« bedacht werden kann (statt eines allumfassenden psychischen Prepping).

Hier können verschiedene psychoanalytische Konzepte herangezogen werden, herausheben möchte ich Bions Verständnis der katastrophischen Veränderung. Weniger in seinem 1966 gehaltenen Vortrag mit dem Titel »Catastrophic change« (Bion, 1966, unter dem Titel »Container und Contained – transformiert« 1970 abgedruckt in *Aufmerksamkeit und Deutung*; Bion, 1970, S. 122 ff.) als in einigen Passagen in »Transformationen« stellt Bion (1965) heraus, welche Art von »Katastrophe« im analytischen Behandlungszimmer im Dienst der Veränderung durchlaufen wird (Bergstein 2014, zum Vergleich zwischen Winnicotts »Angst vor dem Zusammenbruch« und Bions »katastrophische Veränderung«):

> »Change, from an analytical experience confined to the consulting room to a crisis that involves more people than the pair, is remarkable for a number of features. It is catastrophic in the restricted sense of an event producing a subversion of the order or system of things; it is catastrophic in the sense that it is accompanied by feelings of disaster in the participants; it is catastrophic in the sense that it is sudden and violent in an almost physical way. This last will depend on the degree to which analytical procedure has produced a controlled breakdown« (1965, S. 133).

Ein »kontrollierter« Zusammenbruch ist ein solcher, für den es einen Rahmen gibt, zu dem nicht zuletzt die analytische Beziehung und Begegnung gehört, ein Gehaltenwerden, das aber nicht darin besteht, dass ein »starker« Part einen »schwachen« stützt, sondern darin, dass gemeinsam etwas durchlebt wird, ähnlich wie im »Fallen in die Selbstwerdung« beschrieben, das in Schwellensituationen auftaucht. Aus meiner Sicht wäre es daher auch geeigneter, von einem »gerahmten« statt einem »kontrollierten« Zusammenbruch zu sprechen. Etwas darin ist dialogisch zugleich in einem emotionalen und in einem sinnstiftenden Sinn, als eine dialogische Erfahrung angesichts des Bedeutungslosen.

Darum geht es im Etablieren einer dialogisch-differenten Resonanz als der oben beschriebenen vierten Aufgabe der Psychoanalyse. Zum einen ist diese resonante Bereitschaft, sich von Ohnmacht, Angst und Verunsicherung erreichen, also verunsichern zu lassen, eine Voraussetzung für den psychoanalytischen Dialog (im Übrigen ja auch im Sinne der leiblichen Gegenübertragung; Storck, 2022), aber es ist auch eine Position, die immer wieder neu errungen werden muss. Dabei ist das Differente auf zweierlei Weise von Bedeutung: Zum einen bedarf es auf Seiten des Analytikers bzw. der Analytikerin einer, so könnte man es nennen, intrapsychischen Differenz – also einer Haltung, die sich einerseits für den gemeinsamen »gerahmten« Zusammenbruch zur Verfügung stellt, ohne Sicherungsmaßnahme, andererseits aber auch diesem Prozess gegenüber insofern different ist, als etwas davon verdaut und in weiteren Schritten verstanden werden kann. Zum anderen ist das Differente von Bedeutung, da sich hier, trotz des Geteilten und der Unmittelbarkeit einer Begegnung, zwei Subjekte finden, die nicht ineinander aufgehen. Das Förderliche an diesem Prozess liegt in der intersubjektiven, in aller Regel spannungsreichen Begegnung, nicht in der Verschmolzenheit. Und genau dies dürfte eine wichtige Schlussfolgerung für die Frage nach dem Modus eines psychoanalytisch informierten Dialogs auf einer gesellschaftlichen Ebene sein.

5.4 Zeiterleben und Verunsicherungstoleranz in postapokalyptischer Gesundheit

Ich versuche nun, diese Überlegungen zur katastrophischen Veränderung und dem gerahmten, geteilten Zusammenbruch wieder aus dem Behandlungsraum herauszulösen und auf »postapokalyptische« Zeiten auf einer gesellschaftlichen Ebene zu beziehen. Dazu rufe ich die oben eingeführte Unterscheidung zwischen Bedeutung und Sinn in Erinnerung (Kap. 4.1). Bedeutung ist das Bedeuten von etwas durch Verwendung des Ausdrucks dafür, etwas wird als das Bekannte und Vertraute bedeutet. Sinn ist die subjektive Zuschreibung, als was etwas im Erleben auftaucht. Über die Verunsicherungen und Ängste angesichts einer Apokalypse und der dadurch eingeleiteten postapokalyptischen Zeit (zwischen Offenbarung eines bevorstehenden Endes und dessen Eintreten) kann nun in dieser Hinsicht gesagt werden, dass sie damit zu tun haben, dass etwas »bedeutungslos« ist – was sich apokalyptisch offenbart als ein »nicht mehr so wie bisher«, ist ja im Wesentlichen eine »leere« Offenbarung, nicht die Offenbarung von etwas. Es ist gerade das Ende des Vertrauten und Bekannten, man kann nicht den Ausdruck dafür finden, was das alles bedeutet.

Das stellt eine ähnliche existenzielle Verunsicherung dar, wie es der Zusammenbruch tut, den ich oben als Fallen in die Selbstwerdung beschrieben habe (Kap. 2.3.5). Ich habe auch darauf hingewiesen, dass es das Finden in einen Dialog (verbal wie emotional) ist, das eine Bewältigung damit verbundener Ängste ermöglicht. Wir können also sagen: Angesichts der apokalyptischen Bedeutungslosigkeit gerät der Mensch insofern an einen Wendepunkt bzw. an eine Gabelung, als sich nun entscheidet, ob er in seiner Suche nach Sinnhaftigkeit einen eher kontraphobischen Weg des Umgangs mit Verunsicherungen oder Ängsten begeht oder einen wirklich angstbewältigenden Weg. Das heißt, ob er seine Ängste auf Kosten anderer beiseiteschiebt oder durch die Begegnung mit dem Anderen reguliert. Das Ergebnis dieses zweiten Prozesses ist nicht Angstfreiheit und auch kein Bescheidwissen über die Zukunft. Aber es ist ein Weg, der eine offene Zukunft auffächert.

Das Bedeutungslose mobilisiert Verunsicherung und Ängste – und kann in eine Form der entgleisten Sinnstiftung finden, die Feindseligkeit oder Ausgrenzung vorbereitet. Gerade in der Konfrontation mit dem Bedeutungslosen (also Nichtvertrauten, Unbekannten) wird das Bedürfnis des Menschen nach Narrativen erkennbar. Das sinnstiftende Narrativ angesichts des Bedeutungslosen kann darin bestehen, Sündenböcke zu finden, egoistische Interesse zu legitimieren bis hin zu aktiver Feindseligkeit oder militärischen Operationen. Ängste zu adressieren, indem man andere Ängste schürt, deren Bewältigung man Anderen dann verspricht, ist eine perfide Strategie, die sich oft beobachten lässt. Sinnstiftung kann in einem menschenfeindlichen Narrativ bestehen – oder aber, wie als nichtkontraphobische, sondern genuin angstbewältigende Form vorgeschlagen, in der Begegnung mit Anderen (die auch wirklich Andere sind, jenseits der jeweiligen Echokammern) gefunden werden.

In einem solchen Dialog, sei es in einer Psychoanalyse oder in einem anderen Rahmen, kann auf ein gemeinsames Anerkennen, Repräsentieren und Ertragenkönnen von Verunsicherung zurückgegriffen werden. Hier findet eine Art des Transfers der Sprachgemeinschaft, innerhalb derer Bedeutung geschieht, eine dialogische Begegnung, die eine tatsächliche, nämlich resonante Sinnstiftung möglich macht, statt.

Ein nächster Hinweis ist dabei wichtig: Es ist damit kein Argument gegen die Handlung gemacht. Wenn es auf der Erde wärmer wird und Flugreisen, Kreuzfahrten usw. damit zu tun haben, dann sollte man diese reduzieren. Man sollte auch Kriege beenden und den Regenwald aufforsten usw. Es geht darum, sich in der Gegenwart von der Idee einer absoluten Steuerbarkeit der Zukunft zu lösen. Ein gutes Leben zu leben bedeutet nicht, dass nur das passieren kann, was ich erwarte oder aktiv steuere.

Was ich auch versucht habe, deutlich zu machen, ist der »Geltungsbereich« einer psychoanalytischen Betrachtung im Hinblick auf gesellschaftliche Prozesse. Die Psychoanalyse kann dazu den Hinweis auf die erforderliche Toleranz für bzw. Anerkennung von Verunsicherungen geben (in einer anderen Zielrichtung, aber ebenfalls im Kontext einer radikal veränderten Zukunft des Menschen formuliert Haraway, 2016, das Anliegen eines »staying with the trouble«). Diese Toleranz für und Anerkennung von Verunsicherungen – intersubjektiv-dialogisch – zu finden, ist es, was die Gefahr eines Entgleitens der Konfrontation mit dem Bedeutungslosen mindert, also dem, was ich nicht wissen oder steuern kann. Hier ist ein emanzipativer Auftrag der Psychoanalyse zu sehen, aber einer, der das Subjekt weder omnipotent macht noch entmündigt, sondern ihm eine resonante Sinnstiftung ermöglicht.

5.4.1 Grenzen der Psychoanalyse und interdisziplinäre Räume

Insbesondere für den Bereich der Psychotherapieforschung ist der Psychoanalyse oft und auch zu Recht der Vorwurf gemacht worden, lediglich im »Elfenbeinturm« zu verbleiben, das heißt, sich im Bestehenden (hier: dem Behandlungszimmer) einzurichten und von dort aus im Wesentlichen die Anderen zu beachten, aber von Prozessen und Aufgaben »da draußen« mehr oder minder Abstand zu nehmen, einschließlich dessen, die eigene Herangehensweise auf den Prüfstand zu stellen. Auch wenn man das weder für die Psychotherapieforschung noch für die psychoanalytische Sozialpsychologie als ausnahmslos zutreffend bezeichnen kann, so entsteht ein solcher Eindruck natürlich nicht ohne Grund. Es gibt eine Gefahr in der Psychoanalyse, es sich hinter der Couch allzu gemütlich einzurichten. Nicht dass damit gesagt wäre, dass man dort nicht von Verunsicherungen erreicht würde, aber es ist eben eine Haltung, die sich den Patientinnen und Patienten widmet und deren Blick auf »das Leben da draußen«. Diese Arbeit ist wichtig und gerade in Zeiten gesellschaftlicher Spannungslagen zweifelsohne auch ein Beitrag, der keineswegs a-sozial ist, insofern er ja auch irgendeine Art von emanzipatorischer Wirkung für die Behandelten haben kann, die dann in anderer Weise Teil von sozialen Strukturen sind und sich darin erlebend und handelnd bewegen. Aber der psychoanalytische

Blick auf Gesellschaftliches geschieht eben durch die Augen der Patientinnen und Patienten dadurch potenziell verkürzt.

Es ist also erforderlich, nicht nur als »Privatperson«, sondern auch als psychoanalytisch tätige Person an Gesellschaftlichem teilzuhaben, sich psychoanalytisch einzumischen – also beispielsweise nicht nur einen »Tag der offenen Tür« eines psychoanalytischen Instituts oder einer einzelnen psychoanalytischen Praxis dazu zu nutzen, jemanden gastgebend hineinzubitten, sondern auch selbst hin und wieder den Weg heraus zu finden. Ich habe einleitend in Kap. 5 einige aktuelle Beispiele dafür angeführt.

Vermutlich das bekannteste und außerhalb der Psychoanalyse wohl auch das am meisten wahrgenommene Beispiel stellen die Arbeiten Vamık Volkans dar. Er widmet sich der Psychodynamik der Großgruppenidentität in internationalen Konflikten (z. B. Volkan, 1999). Dazu entwickelte er die Konzepte des »chosen trauma« und »chosen glory«, um darzustellen, wie sich Bilder der eigenen Identität in Großgruppen aus einer bestimmten »Lesart« der Geschichte ergeben. Das »Gewählte« daran soll nicht akzentuieren, dass es hier um eine Wahl gehe, die rational so oder anders erfolgen könnte, sondern dass etwas herangezogen wird, dass eine identitätsstabilisierende oder gar -konstituierende Funktion hat. Das kollektive Identitätsgefühl der Gegenwart und daraus abgeleitete Einstellungen und Handlungen werden gebildet, indem auf Schmerzliches, aber auch Ruhmreiches aus der Vergangenheit rekurriert wird – und dies legitimiert vermeintlich zum Führen eines Krieges oder zu anderen politischen Handlungen.

In Kap. 2.3.4 ist es um etwas Ähnliches gegangen, in der Erörterung dessen, wie McAfee (2019) Winnicotts (1974) Konzept der Angst vor dem Zusammenbruch politisch-sozialpsychologisch wendet. Sie versteht die Angst vor dem Zusammenbruch auf kollektiver Ebene als die erlebte Bedrohung, die bevorstehende Katastrophe, dass die kollektive Identität zerfällt – wobei übersehen wird, dass das, was kollektive Identität konstituiert, keine fixe, naturhafte Größe ist, sondern eine narrative, semantische Konstruktion, die notwendigerweise immer im Wandel ist.

Verbindet man diesen Gedanken mit Volkans Begriffspaar »chosen trauma«/»chosen glory«, dann kann man sagen, dass diese beiden

»Anker« für die kollektive Identität zwar historische und semantische Zuschreibungen *sind*, aber nicht als solche verstanden oder *erlebt* werden, sondern vielmehr als vermeintlich invariante Merkmale. Dass hier etwas an der kollektiven Zeitlichkeit oder Geschichtlichkeit ins Wanken gerät, lässt sich auch an einem weiteren Konzept Volkans demonstrieren, nämlich dem »time collapse«. Der Rekurs auf zurückliegende Traumata bzw. Ruhmeserzählungen lässt Zeit sich zusammenziehen, etwas liegt dann womöglich massenpsychologisch nicht ein paar hundert Jahre zurück, sondern ist in seiner traumatischen oder ruhmreichen Wirkung in der Gegenwart präsent. Zeit ist in ihrem Verlauf, Identität in ihrer Geschichte kollabiert (Volkan demonstriert das an Reden Slobodan Milosevics in Relation zum serbischen Nationalgefühl während des Balkankrieges). Insgesamt ist die Volkan'sche Perspektive auf soziale Traumata, die sich daraus entwickeln lässt, sicher auch für das im vorliegenden Rahmen Diskutierte eine nützliche Ergänzung (vgl. Hamburger et al., 2021).

Der etwas ausführliche Rekurs auf Volkan soll an dieser Stelle eine besondere Funktion erfüllen. Volkan gebraucht das Bild der »swiss cheese skin« der Großgruppenidentität, was als Warnung zu verstehen ist, kollektive Identität nicht statisch und ahistorisch und auch nicht als lückenlos geschlossen aufzufassen. Ein Schweizer Käse ist ja auch ein umgrenztes Objekt, aber es sind eben nicht alle Lücken gestopft.

Das kann man nun auf das Wirken der Psychoanalyse in gesellschaftlichen Feldern übertragen. Oben habe ich die Gefahr benannt, dass die Psychoanalyse sich nicht hinter der Couch hervorwagt. Eine weitere besteht darin, dass sie, wenn sie dies tut, die ganze Welt als Couch betrachtet, das heißt: die Reichweite und den Geltungsbereich eines psychoanalytischen Zugangs überschätzt. Insbesondere die Arbeiten Volkans führen ja auch vor Augen, dass diese Prozesse nicht ohne Einbezug von Geschichts-, Politik- oder Kulturwissenschaftlichen oder Soziologie in den Blick zu nehmen sind. Auch die Ebene, in der es um die Veränderung von Problemlagen geht, erschöpft sich eben nicht allein in der an Einsichtsprozessen orientierten Deutung.

Insofern ist vielleicht auch hier das Bild des »swiss cheese«, das Volkan verwendet, hilfreich. Es braucht eine Schweizer-Käse-Psychoanalyse in interdisziplinären Feldern: ein doch klar umgrenztes Gebilde, das durchaus auch einmal schwer im Magen liegen kann, aber nicht mit dem Anspruch antritt, keine Lücken zu lassen bzw. in sich zu tragen. Auch für das hier vorgelegte Buch ist daher zu sagen, dass es keine vollständige oder abgeschlossene Gesellschaftsanalyse präsentiert, sondern den Beitrag der Psychoanalyse zu einer solchen skizziert.

Damit ist schließlich eine weitere, fünfte Aufgabe der Psychoanalyse benannt, nämlich im Feld der Untersuchung von Gesellschaftlichem den eigenen Beitrag (methodisch wie inhaltlich) zu reflektieren und zu kennzeichnen, um auf der Grundlage dessen in einen Dialog mit anderen Wissenschaften oder der »Gesellschaft« als solcher eintreten zu können. Der Beitrag der Psychoanalyse bzw. die Anregung, die sie ferner geben kann, besteht in der Selbstreflexion. Wenn man diese Anregung ernst nimmt, dann ist sie natürlich auch auf die Psychoanalyse selbst anzuwenden. Dann geht es für die Psychoanalyse um eine Art von gesellschaftlicher Selbstanalyse, in der die eigene Stellung, die eigenen Krisen und Grenzen einzubeziehen sind.

5.4.2 Das dynamisch Ungewusste: Psychoanalyse und *Futures Literacy*

Unter diesen Voraussetzungen kann die Psychoanalyse sich unter anderem in besonderer Weise in das von der UNESCO ins Leben gerufene Feld der *Futures Literacy* einbringen, das »zwischen« den disziplinären Grenzen der Wissenschaften verortet ist und dessen Relevanz mehr und mehr zutage tritt. Aufbauend auf den grundlegenden und programmatischen Arbeiten von Miller (2018) wird hinsichtlich der *Futures Literacy* (z. B. unter bildungswissenschaftlichen, ökologischen oder politikwissenschaftlichen Aspekten) diskutiert, was wir über die Zukunft wissen können. Damit ist nicht (allein) gemeint, Planspielen zu folgen, und so auf Eventualitäten vorbereitet zu sein und auf Ereignisse reagieren zu können, sondern vielmehr wird herausgestellt, dass wir gewissermaßen in einer allgemeineren, abstrakten Art das Alphabet der Zukunft lernen müssen. Das bedeutet, eine grundsätzliche Orientierung in Richtung der Zukunft zu ermöglichen, und zwar gerade dort, wo diese ungewusst oder unbekannt ist. Appadurai (2013) spricht von einer »capacity to aspire«.

Bergheim (2024) arbeitet verschiedene Bereiche einer Kompetenz für die »Alphabetisierung« der Zukunft heraus. Er nennt:

1. Complexity & Uncertainty
2. Multiple Futures
3. Imaginations & Assumptions
4. Reframe & Experiment
5. Novelty & Emergence
6. Agency & Action

In einem aktuellen Überblicksartikel zu *Futures Literacy* diskutieren Mangnus et al. (2021) den Forschungsstand auf dem Gebiet und betonen unter anderem den Aspekt der erforderlichen Fähigkeit zur (Selbst-)Reflexion. Bisher sind die expliziten Bezüge der Psychologie auf diesem Feld sehr rar gesät. Insbesondere die Psychoanalyse könnte hier, vor dem Hintergrund ihrer Konzeption von Zeitlichkeit und den Vorwärts-rückwärts-Bewegungen des individuellen und mittelbar auch kollektiven Erlebens von Zeitlichkeit, aber womöglich noch viel mehr aufgrund ihres Verständnisses selbstreflexiven Erlebens im Kontext dessen, was nicht bewusst, aber auf umso stärkere Weise wirksam ist, einen wertvollen Beitrag liefern (vgl. Storck, 2025g).

Was am Blick »in« die Zukunft ist nicht repräsentiert bzw. auch nicht repräsentierbar? Welche Bilder, die wir uns von der Zukunft machen könnten, werden abgewehrt (weil sie ängstigend sind)? Gibt es ein »dynamisch Ungewusstes« hinsichtlich der Zukunft? Welche Bilder, die wir uns stattdessen von der Zukunft machen, sind abwehrbedingt, also Kompromissbildungen im Spannungsfeld zukunftsbezogener Wünsche und Ängste?

KAPITEL 6

Postapokalyptische Folgerungen: Verträglichkeit

Welchen Titel kann man dem finalen Kapitel eines Buches geben, das sich mit Fragen zu der Problematik auseinandersetzt, nicht zu wissen, was nach dem Ende kommt? »Zum Ende« wäre eine Option für den Kapiteltitel gewesen. »Fazit«, »Zusammenfassung« o. Ä. wären mir unpassend vorgekommen. Ein »Abschluss« kann es andererseits auch nicht sein, keine »Abrundung«, aber eben auch keine Feststellung dahingehend, dass es nun eben nicht mehr weitergeht. Dann vielleicht einfach »Kapitel 6« – und danach erfolgt das Ende des Buchs eben performativ?

Denn: Was kommt nun nach der postapokalyptischen Zeit? Was ist, wenn der hier als Postapokalypse definierte Zeitraum zwischen Offenbarung des Endes und Eintreten des Endes seinerseits an ein Ende gekommen ist? Er ist einerseits nicht als ein konkreter Zeitraum definiert, andererseits wäre es kein Ende, wenn man noch davor sagen könnte, was nach dem Ende kommt. Was kommt also? Nichts? Müssen wir nur »bis dahin« Verunsicherungen und Ängste hinreichend gut aushalten lernen und Anderen dabei dialogisch-different begegnen? Dann wären immerhin die hier vorgestellten vier Aufgaben der Psychoanalyse eingelöst: das Anerkennen von Verunsicherung und Ängsten, das Aufnehmen von Trauerarbeit, die Betrachtung des Ungewissen als Offenheit und das Etablieren einer dialogisch-differenten Resonanz.

Allerdings lohnt es sich, genauer darauf zu blicken, was mit der merkwürdigen Figur eines Endes der Postapokalypse gemeint sein kann. Zu Erinnerung: Als Apokalypse habe ich im vorliegenden Rahmen die Offenbarung verstanden, dass es nicht so weitergehen wird wie bisher, dass die Zeit, wie wir sie kennen, an ein Ende kommen wird.

Als Postapokalypse ist dann das zu verstehen gewesen, was zwischen der Offenbarung und dem Eintreten des Endes liegt. In diesem Sinne war die Rede davon, dass wir in postapokalyptischen Zeiten leben.

Ich habe auch dafür argumentiert, auf »Zeit« insofern zu blicken, als damit Zustandsverhältnisse gemeint sind. Ich vergleiche zwei Zustände miteinander und finde für Veränderungen Modelle einer Zeit, die verstreicht und sich dann in bestimmten Einheiten beschreiben lässt (was dann ja auch Verhältnisse von Verhältnissen miteinander vergleichbar werden lässt). Wenn nun apokalyptisch offenbar wird, dass eine Zeit an ihr Ende kommen wird, dann ist das zwar nicht irgendeine Zeit, sondern jede Zeit, wie wir kennen können. Das radikale Ende der Zeit, das in der Apokalypse offenbar wird, besteht darin, dass uns die Möglichkeiten, Zustände miteinander zu vergleichen und ins Verhältnis zu setzen, genommen sind. Die Zeit, wie wir sie kennen, kommt an ihr Ende – das bedeutet, es gibt dann keinen zweiten Zustand, den wir mit dem »Jetzt« in Relation setzen können.

Das bedeutet zwar, das jede Zeit, die wir kennen und über die wir etwas wissen können, an ihr Ende kommt, aber nicht prinzipiell jegliche Zeit. Wir haben nur als zukunftsgerichteten »Zustand«, den wir in irgendein Verhältnis zum Jetzt setzen könnten, nichts zur Verfügung. Man kann daher sagen: Es gibt keine Post-Post-Apokalypse, kein Danach, das nach dem Zeitraum zwischen Offenbarung und Eintreten des Endes der Zeit, wie wir sie kennen, liegt.

Ist das nun aber nicht genau eine Beschreibung dessen, was ich zuvor als negative Utopie gekennzeichnet habe? Damit war ja gemeint, dass es – anders als in der Dystopie, aber auch anders als in einer positiven, also ausgestalteten Utopie – die »leere« Idee von etwas gibt, das in einer anderen Zeit und/oder an einem anderen Ort liegt, wo etwas Neues beginnen kann. Das Negative in dieser Art der Utopie liegt dann nicht in deren Unmöglichkeit, sondern in deren Unbestimmtheit. Die negative Utopie ist dasjenige, was eine neue Zeit entstehen lässt, insofern es den »Zustand« repräsentiert, mit dem das Jetzt ins Verhältnis gesetzt werden kann. Da er aber negativ-utopisch ist, ist er nichts, was wir als »nach dem Ende« liegend denken oder imaginieren könnten.

Das erschwert ohne Zweifel einen Ausblick, auch für Kapitel 6 eines Buchs mit sechs Kapiteln. Bleibt uns dann am Ende doch nur Vertrauen und Hoffnung in das, was ich »Postinhumanismus« genannt habe, also etwas, das nach dem Unmenschlichen liegt, das so viele gegenwärtige apokalyptische Zustände und Prozesse kennzeichnet und dieses überwindet?

Ich bin in einer Diskussion psychoanalytischer Zeitlichkeitskonzepte kurz auf das Konzept der Nachträglichkeit eingegangen, »après-coup« im französischen und mittlerweile oft auch internationalen Sprachgebrauch. Gemeint ist die Wirkung einer »späteren« Szene auf etwas, das sich »früher« ereignet hat, psychisch aber weder repräsentiert noch verarbeitet werden konnte und insofern erst nachträglich in psychische Existenz und Wirkung gesetzt wird. In manchen psychoanalytischen Ansätzen wird, auch im Anschluss an Laplanche, der Begriff der Nachträglichkeit (»après-coup«) zum Begriff der Vorträglichkeit (»avant-coup«) in Relation gesetzt. Als dieses Begriffspaar ist das folgerichtig, denn subjektives Zeiterleben ist immer als eine Vor-und-zurück-Bewegung vorzustellen.

Im Film *Tenet* (vgl. Storck, 2025f) wird unter anderem ein Szenario präsentiert, in dem die Entropie des Planeten Erde als Ganzem umgekehrt (»invertiert«) wird, so dass nur noch die Bewegung »rückwärts« durch die Zeit möglich ist. Im Narrativ des Films ist das die letzte Konsequenz angesichts einer Zukunft, in der das Leben für den Menschen auf der Erde unmöglich geworden ist. Es wird also die Vorträglichkeit ausgelöscht, das Zeiterleben auf das »Rückwärts« reduziert. Die Zukunft ist klimafolgenbedingt endgültig verstellt.

Für den vorliegenden Zusammenhang ist die Idee einer Vorträglichkeit ebenfalls nützlich, auch wenn man den Begriff probeweise aus der Verknüpfung mit der Nachträglichkeit abstrakt herauslöst. Parsons (2014, S. 19) schreibt: »The present is enriched by a continual unconscious reconfiguring of one's availability to the future. This enlivening of the present enlarges, in turn, the potential of one's future life. It seems right to give this capacity the name of dynamic *avant-coup*.« Bei ihm steht der Begriff in Verbindung mit »creative apperception«, also vor allem mental gestalterischen Möglichkeiten.

Ich möchte die Idee einer Vorträglichkeit im vorliegenden Kontext als einen negativ-utopischen Entwurf verstehen. Es ist darin die Möglichkeit beschrieben, sich aus einem gegenwärtigen Zustand »nach vorn« zu ent-werfen, ohne zu wissen, was man zu erwarten hat. Es ist das potenzielle Etablieren eines neuen Zeitverhältnisses, dessen Zustände noch unbestimmt sind.

Literatur

Agamben, G. (2000). *Die Zeit, die bleibt*. Suhrkamp.

Akerma, K. (2000). *Verebben der Menschheit? Neganthropie und Anthropodizee*. Karl Alber.

Alexander, F. & French, T. M. (1946). *Psychoanalytic Therapy: Principles and Application*. Ronald Press.

Anders, G. (1972). *Endzeit und Zeitenende. Gedanken über die atomare Situation*. Beck.

André, J. (2023). »Nachträglichkeit« (»après-coup«) und ihre Übersetzung in der Kur. *Psyche – Z Psychoanal, 77*, 798–823.

Angehrn, E. (2010). *Sinn und Nicht-Sinn. Das Verstehen des Menschen*. Mohr Siebeck.

Antonovsky, A. (1997). *Salutogenese: Zur Entmystifizierung der Gesundheit*. DGVT-Verlag.

Appadurai, A. (2013). *The future as cultural fact. Essays on the global condition*. Verso.

Arbeitskreis OPD (2023). (Hrsg.). *Operationalisierte Psychodynamische Diagnostik OPD-3*. Hogrefe.

Baraitser, L. (2017). *Enduring time*. Bloomsbury.

Baraitser, L. (2023). Passivität und Gender. In I. Böhme & R. Rink (2024). (Hrsg.), *Leibliches Sein. Internationale Psychoanalyse*, Bd. 19 (S. 47–69). Psychosozial-Verlag.

Baraitser, L. (2025). »Zeit« für die Menschen. Reflexionen über »Psychoanalyse für die Menschen: Freie Kliniken und die soziale Mission der Psychoanalyse«. *Psyche – Z Psychoanal*.

Benecke, C. & Staats, H. (2017). *Psychoanalyse der Angststörungen. Modelle und Therapien*. Kohlhammer.

Bergande, W. (2007). *Die Logik des Unbewussten in der Kunst. Subjekttheorie und Ästhetik nach Hegel und Lacan*. Turia + Kant.

Bergheim, S. (2024). *On the Competence of Futures Literacy*. Unveröffentlichtes Manuskript.

Bergstein, A. (2014). Beyond the Spectrum: Fear of Breakdown, Catastrophic Change and the Unrepressed Unconscious. *Rivista di Psicoanalisi, 60*, 847–868.

Billhardt, F. & Storck, T. (2021). *Wahrnehmung und Gedächtnis. Psychoanalyse und Allgemeine Psychologie*. Kohlhammer.

Bion, W. R. (1965). *Transformationen*. Psychosozial-Verlag.

Bion, W.R. (1966). Catastrophic change. *Complete Works*, Vol.VI, S.19–44.
Bion, W.R. (1970). *Aufmerksamkeit und Deutung*. Brandes & Apsel.
Birksted-Breen, D. (2003). Time and the après-coup. *International Journal of Psychoanalysis, 84*, 1501–1515.
Birksted-Breen, D. (2009). »Widerhall-Zeit«, träumen und die Fähigkeit zu träumen. In A. Mauss-Hanke (Hrsg.), *Internationale Psychoanalyse 2010* (S.43–66). Psychosozial-Verlag.
Bloch, E. (1959). *Das Prinzip Hoffnung*. Suhrkamp.
Breuer, J. (1895). Beobachtung I. Frl. Anna O... *GW Nachtragsband* [Freud], S.221–243.
Broschmann, D. (2023). Die unintegrierbare Zeit: Posttraumatisches Zeiterleben und der Diskurs zum guten Leben. *Zeitschrift für Praktische Philosophie, 10*(1), 237–262.
Brunner, M., Burgermeister, N., Lohl, J., Schwietring, M. & Winter, S. (2012). Psychoanalytische Sozialpsychologie im deutschsprachigen Raum. *Geschichte, Themen, Perspektiven, Freie Assoziation* (S.15–78). Psychosozial-Verlag.
Buber, M. (1923). *Ich und Du*. Reclam.
Buber, M. (1954). Prophetie, Apokalyptik und die geschichtliche Stunde. *Merkur, 8*, 1101–1114.
Busch, F. (1993). »In the neighborhood«: Aspects of a good interpretation and a »developmental lag« in ego psychology. *J Amer Psychoanal Assn, 41*, 151–177.
Chakrabarty, D. (2021). *Das Klima der Geschichte im planetarischen Zeitalter*. Suhrkamp.
Chasseguet-Smirgel, J. (1986). *Zwei Bäume im Garten. Zur psychischen Bedeutung der Vater- und Mutterbilder*. Verlag Internationale Psychoanalyse.
Cioran, E. (1953). *Lehre vom Zerfall*. Rowohlt.
Doğan, C. (2024). »Welcome to Barbieland«: Plattfüße und Cellulite in einer pinken Dystopie. *Psyche – Z Psychoanal, 78*, 734–747.
Ecker, W. & Gönner, S. (2017). Aktueller Forschungsstand zum Unvollständigkeitserleben bei Zwangsstörungen. *Verhaltenstherapie, 27*, 120–128.
Erdheim, M. (2013). Gesellschaftlich Unbewusstes, Macht und Herrschaft. *Psyche – Z Psychoanal, 67*, 1023–1050.
Fenichel, O. (1935). Zur Theorie der psychoanalytischen Technik. In O. Fenichel (1998). *Aufsätze*. Band 1 (S.325–344). Psychosozial-Verlag.
Fonagy, P., Gergely, G., Jurist, E.L. & Target, M. (2010). *Affektregulierung, Mentalisierung und die Entwicklung des Selbst*. Klett-Cotta.
Fonagy, P. & Nolte, T. (2023). (Hrsg.). *Epistemisches Vertrauen*. Klett-Cotta.
Foucault, M. (1966). Die Heterotopien. In M. Foucault (2004). *Die Heterotopien / Der utopische Körper* (S.7–22). Suhrkamp.
Frege, G. (1892). Über Sinn und Bedeutung. *Zeitschrift für Philosophie und philosophische Kritik, 100*, 25–50.
Freud, S. (1900a). Die Traumdeutung. *GW II/III* (S.1–642). S. Fischer.
Freud, S. (1905d). Drei Abhandlungen zur Sexualtheorie. *GW V* (S.27–145). S. Fischer.

Freud, S. (1911c). Psychoanalytische Bemerkungen über einen autobiographisch beschriebenen Fall von Paranoia. *GW VIII* (S. 239–320). S. Fischer.
Freud S. (1912b). Zur Dynamik der Übertragung. *GW VIII* (S. 363–374). S. Fischer.
Freud, S. (1915b). Zeitgemäßes über Krieg und Tod. *GW X* (S. 323–355). S. Fischer.
Freud, S. (1915c). Triebe und Triebschicksale. *GW X* (S. 209–232). S. Fischer.
Freud, S. (1915d). Die Verdrängung, *GW X* (S. 248–261). S. Fischer.
Freud, S. (1915e). Das Unbewußte. *GW X* (S. 263–303). S. Fischer.
Freud, S. (1916/17). Vorlesungen zur Einführung in die Psychoanalyse. *GW XI*. S. Fischer.
Freud, S. (1918b). Aus der Geschichte einer infantilen Neurose. *GW XII* (S. 27–157). S. Fischer.
Freud, S. (1919a). Wege der psychoanalytischen Therapie. *GW XII* (S. 181–194).
Freud, S. (1920g). Jenseits des Lustprinzips. *GW XIII* (S. 1–69). S. Fischer.
Freud, S. (1923a). »Psychoanalyse« und »Libidotheorie«. *GW XIII* (S. 209–233). S. Fischer.
Freud, S. (1923b). Das Ich und das Es. *GW XIII* (S. 235–289). S. Fischer.
Freud, S. (1924d). Der Untergang des Ödipuskomplexes. *GW XIII* (S. 393–402). S. Fischer.
Freud, S. (1927c). Die Zukunft einer Illusion. *GW XIV* (S. 323–380). S. Fischer.
Freud, S. (1930a). Das Unbehagen in der Kultur. *GW XIV* (S. 419–506). S. Fischer.
Freud, S. (1933a). Neue Folge der Vorlesungen zur Einführung in die Psychoanalyse. *GW XV*. S. Fischer.
Freud, S. (1940a). Abriß der Psychoanalyse. *GW XVII* (S. 63–135). S. Fischer.
Freud, S. (1950a). Entwurf einer Psychologie. *GW Nachtragsband* (S. 373–486). S. Fischer.
Freud, S. (1985). Briefe an Wilhelm Fließ, 1887–1904. In J. F. Masson (Hrsg.). S. Fischer.
Fromm, E. (1954). *Psychoanalyse und Ethik*. Ullstein.
Fuchs, T. (2013). Temporality and Psychopathology. *Phenomenology and the Cognitive Sciences, 12*, 75–104.
Fuchs, T. (2019). The Experience of Time and its Disorders. In G. Stanghellini, M. Broome, A. Raballo, A. V. Fernandez, P. Fusar-Poli & R. Rosfort (Hrsg.), *The Oxford Handbook of Phenomenological Psychopathology* (S. 431–441). Oxford University Press.
Gelso, C. J. (2014). A tripartite model of the therapeutic relationship: Theory, research, and practice. *Psychotherapy Research, 24*, 117–131.
Gimmel, J. (2015). *Konstellationen negativ-utopischen Denkens. Ein Beitrag zu Adornos aporetischem Verfahren*. Alber.
Green, A. (1990). Der Kastrationskomplex. Psychosozial-Verlag.
Grethlein, J. (2024). *Hoffnung. Eine Geschichte der Zuversicht von Homer bis zum Klimawandel*. Beck.
Hamburger, A., Hancheva, C. & Volkan, V. (2021). (Hrsg.). *Social Trauma – An Interdisciplinary Textbook*. Springer.
Han-Pile, B. (2017). Hope, powerlessness, and agency. *Midwest Studies in Philosophy, 41*(1), 175–201.

Haraway, D.J. (2016). *Staying with the trouble. Making kin in the Chthulucene.* Duke University Press.
Hartmann, H. (1939). Ich-Psychologie und Anpassungsproblem. *Psyche – Z Psychoanal*, 14 (1960), 81–164.
Hartmann, H. (1956). Die Entwicklung des Ich-Begriffs bei Freud. In H. Hartmann (Hrsg.) (1964), *Ich-Psychologie. Studien zur psychoanalytischen Theorie* (S. 261–287). Klett.
Herbrechter, S., Callus, I., Rossini, M., Grech, M., de Bruin-Molé, M. & Müller, C.J. (2022). (Hrsg.), *Palgrave Handbook of Critical Posthumanism.* Palgrave Macmillan.
Hinz, H. (2009). Optionale Deutung – Aktuale Deutung: Bemerkungen zum ungeschriebenen Konzept der Deutungsoptionen von Wolfgang Loch. *Jb Psychoanal, 59*, 69–93.
Hock, U. (2003). Die Zeit des Erinnerns. *Psyche – Z Psychoanal, 57*, 812–840.
Horn, E. (2014). *Zukunft als Katastrophe.* S. Fischer.
Horvart, S. (2021). *After the apocalypse*. Polity Press.
Kemp, L. & Cline, E.H. (2022). Systemic Risk and Resilience: The Bronze Age Collapse and Recovery. In A. Izdebski, J. Haldon, & P. Filipkowski (Hrsg.), *Perspectives on Public Policy in Societal-Environmental Crises. Risk, Systems and Decisions* (S. 207–223). Springer.
Kirchhoff, C. (2009). *Das psychoanalytische Konzept der »Nachträglichkeit«. Zeit, Bedeutung und die Anfänge des Psychischen.* Psychosozial-Verlag.
Kirchhoff, C. (2023). »Der Angriff der Gegenwart auf die übrige Zeit« – Nachträglichkeit zwischen Klinik und Kultur. In L. Werthmann-Resch u.a. (Hrsg.), *Nachträglichkeit – Deferred action – Après-coup* (S. 29–43). Psychosozial-Verlag.
Klein, M. (1948). Zur Theorie von Angst und Schuldgefühl. In M. Klein (Hrsg.), *Das Seelenleben des Kleinkindes und andere Beiträge zur Psychoanalyse* (8. Aufl., S. 164–186). Klett-Cotta.
Kojer, M. (2020). Demenz und Zeiterleben. In H. Ewald, K. Vogeley & R. Voltz (Hrsg.), *Palliativ & Zeiterleben* (S. 95–107). Kohlhammer.
Koselleck, R. (1979). *Vergangene Zukunft. Zur Semantik geschichtlicher Zeiten.* Suhrkamp.
Kreuzer, T.F., Erne, J., Behringer, N., Turner, A., Brauner, F., Gingelmaier, S., Müller, L.-M., Nolte, T., Schwarzer, N.-H., Beyer, A. & Kirsch, H. (2023). Mentalisieren als psychosoziale Impfung in der Kinder- und Jugendlichenpsychotherapie. *Prax Kinderpsychol Kinderpsychiatr, 72*(1), 14–22.
Kristeva, J. (1994). *Die neuen Leiden der Seele*. Junius.
Küchenhoff, J. (2012). *Psychose.* Psychosozial-Verlag.
Küchenhoff, J. (2013). *Der Sinn im Nein und die Gabe des Gesprächs. Psychoanalytisches Verstehen zwischen Philosophie und Klinik.* Velbrück.
Küchenhoff, J. (2017). *Depression.* Psychosozial-Verlag.
Küchenhoff, J. (2019). Erwartungshorizont und Möglichkeitsraum. Das Öffnen von Erwartung. In E. Angehrn & J. Küchenhoff (Hrsg.), *Erwartung: Zukunft zwischen Furcht und Hoffnung* (S. 133–148). Velbrück.

Küchenhoff, J. (2022). Denken an den Anderen. Grundlagen einer (Gewalt-) kritischen Psychoanalyse. In J. Küchenhoff (Hrsg.), *Vom Dringlichen und vom Grundsätzlichen* (S. 225–246). Psychosozial-Verlag.

Küchenhoff, J. (2025, im Druck). Hoffnung in der Zeit. *Psyche – Z Psychoanal.*

Lacan, J. (1964). *Das Seminar Buch XI. Die vier Grundbegriffe der Psychoanalyse*. Turia + Kant.

Lampl-de Groot, J. (1964). Heinz Hartmanns Beiträge zur Psychoanalyse. In H. Hartmann (Hrsg.), *Zur psychoanalytischen Theorie des Ichs* (S. 3–11). Klett.

Laplanche, J. (1988). *Die allgemeine Verführungstheorie und andere Aufsätze.* edition diskord.

Laplanche, J. (2006). *Nachträglichkeit.* Psychosozial-Verlag.

Lear, J. (2006). *Radikale Hoffnung. Ethik im Angesicht kultureller Zerstörung.* Suhrkamp.

Lear, J. (2022). *Imagining the end.* Belknap Press.

Levinas, E. (1948). *Die Zeit und der Andere*. Felix Meiner.

Ligotti, T. (2010). *The conspiracy against the human race.* Penguin.

Lorenzer, A. (1970). *Sprachzerstörung und Rekonstruktion*. Suhrkamp.

Lorenzer, A. (1986). Tiefenhermeneutische Kulturanalyse. In A. Lorenzer (Hrsg.), *Kultur-Analysen* (S. 11–98). S. Fischer.

Mangnus, A. C., Oomen, J., Vervorrt, J. M. & Hajer, M. A. (2021). Futures literacy and the diversity of the future. *Futures*, 132.

Matheson, C. (2021). Enjoying the Heat: Anxiety, Fantasy, and Doomsday Prepping. In C. Burnham & P. Kingsbury (Hrsg.), *Lacan and the Environment. The Palgrave Lacan Series*. Palgrave Macmillan.

Matte Blanco, I. (1975). *The unconscious as infinite sets*. Duckworth.

McAfee, N. (2019). *Fear of breakdown. Politics and psychoanalysis*. Columbia University Press.

Merleau-Ponty, M. (1945). *Phänomenologie der Wahrnehmung* (5. Aufl.). De Gruyter.

Metzger, H. G. (1991). Die Pervertierung der Utopie. Klinisches und Ideologisches bei J. Chasseguet-Smirgel. *Psyche – Z Psychoanal, 45*, 1080–1090.

Miller, R. (2018). (Hrsg.). *Transforming the future: Anticipation in the 21st Century.* Routledge.

Moellendorf, D. (2022). *Mobilizing Hope. Climate Change and Global Poverty*. OUP.

Money-Kyrle, R. (1971). The Aim of Psychoanalysis. *International Journal of Psychoanalysis, 52*, 103–106.

Morton, T. (2013). *Hyperobjects. Philosophy and ecology after the end of the world.* University of Minnesota Press.

Mitscherlich, A. & Mitscherlich, M. (1967). *Die Unfähigkeit zu trauern. Grundlagen kollektiven Verhaltens*. Piper.

Ogden, T. H. (2014). Die Angst vor dem Zusammenbruch und das ungelebte Leben. In A. Mauss-Hanke (2015). (Hrsg.), *Internationale Psychoanalyse*, Band 10 (S. 107–128). Psychosozial-Verlag.

Orange, D.(2017). *Climate Crisis, Psychoanalysis, and Radical Ethics*. Routledge.

Parsons, M. (2014). *Living psychoanalysis. From theory to experience*. Routledge.

Picht, J. (2018). Zu Winnicotts »Psychologie der Verrücktheit«. *Psyche – Z Psychoanal, 72*, 267–277.

Pietzcker, C. (2011). Hat Hamlet einen Ödipuskomplex? Zur Analyse literarischer Figuren. In C. Pietzcker (2011), *Psychoanalytische Studien zur Literatur*. Königshausen & Neumann, S. 47–72.

Rademacher, C. (1996). Vexierbild der Hoffnung. Zur Aporie utopischen Denkens bei Adorno. In R. Eickelpasch & A. Nassehi (Hrsg.), *Utopie und Moderne* (2. Aufl., S. 110–135). Suhrkamp.

Raworth, K. (2017). *Doughnut Economics*. Chelsea Green Publishing.

Reich, W. (1933). *Massenpsychologie des Faschismus. Zur Sexualökonomie der politischen Reaktion und zur proletarischen Sexualpolitik*. Verlag für Sexualpolitik.

Reuter, I. (2020). *Weltuntergänge. Vom Sinn der Endzeit-Erzählungen*. Reclam.

Rovelli, C. (2014). *Und wenn es die Zeit nicht gäbe?* Rowohlt.

Rudolf, G. (2002). Struktur als psychodynamisches Konzept der Persönlichkeit. In G. Rudolf, T. Grande & P. Henningsen (Hrsg.), *Die Struktur der Persönlichkeit. Theoretische Grundlagen zur psychodynamischen Therapie struktureller Störungen* (S. 2–48). Schattauer.

Rugenstein, K. (2024). *Übertragung*. Psychosozial-Verlag.

Ruti, M. (2009). *A world of fragile things. Psychoanalysis and the Art of Living*. SUNY Press.

Salisbury, L. & Baraitser, L. (2020). Depressing time: waiting, melancholia, and the psychoanalytic practice of care. In E. Kirtsoglu & B. Simpson. (Hrsg.), *The Time of Anthropology. Studies of Contemporary Chronopolitics* (S. 103–122). Routledge.

Schmidt-Hellerau, C. (1995). *Lebenstrieb & Todestrieb. Libido & Lethe. Ein formalisiertes konsistentes Modell der psychoanalytischen Trieb- und Strukturtheorie*. Psychosozial-Verlag.

Schölderle, T. (2017). *Geschichte der Utopie*. Böhlau.

Schreber, D. P. (1903). *Denkwürdigkeiten eines Nervenkranken*. Kadmos.

Sell, C. (2022). Medio-passive agency in psychoanalysis. Responding to hopelessness and despair in the therapeutic relationship. *Psychoanal Dialogues, 32*, 353–368.

Sell, C. (2025). Hoffnung muss Ohnmacht ertragen. Mediopassive Fähigkeiten in der psychoanalytischen Praxis. *Psyche – Z Psychoanal*.

Sieroka, N. (2018). *Philosophie der Zeit. Grundlagen und Perspektiven*. Beck.

Soldt, P. (2009). Die Subjektivität der Bilder. Eine empirische Untersuchung zur Psychodynamik kunstästhetischer Erfahrungen. In P. Soldt & K. Nitzschmann (Hrsg.), *Arbeit der Bilder. Die Präsenz des Bildes im Dialog zwischen Psychoanalyse, Philosophie und Kunstwissenschaft* (S. 129–153). Psychosozial-Verlag.

Steiner, J. (1993). *Orte seelischen Rückzugs. Pathologische Organisationen bei psychotischen, neurotischen und Borderline-Patienten*. Klett-Cotta.

Sterba, R. (1934). Das Schicksal des Ichs im therapeutischen Verfahren. *Internationale Zeitschrift für Psychoanalyse, 20*, 66–73.

Stiglegger, M. (2006). Apocalypse Now / Apocalypse Now Redux. In T. Klein, M. Stiglegger & B. Traber (Hrsg.), *Filmgenres. Kriegsfilm.* (S. 257–266). Reclam.

Storck, T. (2013). Entzugserscheinungen. Oder: was die Psychoanalyse von der Ästhetik hat. *Imago – Interdisziplinäres Jahrbuch für Psychoanalyse und Ästhetik, 2,* 169–180.

Storck, T. (2018a). *Trieb.* Kohlhammer.

Storck, T. (2018b). *Sexualität und Konflikt.* Kohlhammer.

Storck, T. (2019). *Das dynamisch Unbewusste.* Kohlhammer.

Storck, T. (2020a). *Übertragung.* Kohlhammer.

Storck, T. (2020b). 100 Jahre Rezeption des Todestriebkonzepts. *Psyche – Z Psychoanal, 74*(11), 831–867.

Storck, T. (2022). Mentalisierte Alterität: Psychodynamisches Arbeiten mit der leiblichen Gegenübertragung. In S. Leikert (Hrsg.), *Das körperliche Unbewusste in der psychoanalytischen Behandlungstechnik* (S. 261–289). Brandes & Apsel.

Storck, T. (2023). *Konzeptuelle Kompetenz in der Psychotherapie.* Vandenhoek & Ruprecht.

Storck, T. (2023b). Der Todestrieb und die Lebenserscheinungen. Endlichkeit als Möglichkeitsbedingung von Befriedigung. *Psychodynamische Psychotherapie, 22*(4), 315–326.

Storck, T. (2023c). Der auto-tromaktikoitische Imperativ. Sei dir selbst unheimlich! *Kursbuch,* 214, 74–86.

Storck, T. (2024a). Warten auf Godot. Gegenwärtigkeit in postapokalyptischer Zeit in »Max, Mischa und die Tet-Offensive«. In T. Jesch & J. Pfeiffer (Hrsg.). *Freiburger literaturpsychologische Gespräche. Jahrbuch für Literatur und Psychoanalyse*, Bd. 43 (S. 131–151). Königshausen & Neumann.

Storck, T. (2024b). Die Psychodynamik des Wartens. Eine metapsychologische Untersuchung. *Psyche – Z Psychoanal 78* (11), 1089–1120.

Storck, T. (2024c, im Druck). Die Dialektik der Offenbarung. Psychoanalyse, religiöse Praxis und Apokalypse angesichts des Unbewussten. In M. Schulte & P. J. Winzen (Hrsg.), *Das Unbewusste in der religiösen Praxis.* Kohlhammer.

Storck, T. (2024d). *Psychoanalyse und Film. Methodische Zugänge zur latenten Bedeutung.* Springer.

Storck, T. (2024e, eingereicht). Growing Up(side Down): Impending Doom and the Fight Against Otherworldly Monsters as Narrative Devices and Imagery in Stranger Things. *Apocalyptica.*

Storck, T. (2024f). Der Ödipuskomplex des Untergangs. Über psychoanalytische Apokalypseforschung und die Verunsicherungen angesichts des Unentdeckten. *Forum Psychoanal, 40*(2), 149–161.

Storck, T. (2025a). *Übertragung und Gegenübertragung. Ein Leitfaden für die psychotherapeutische Praxis.* Hogrefe.

Storck, T. (2025b). Szenisches Verstehen. In A. Gumz & S. Hörz-Sagstetter (Hrsg.), *Psychodynamische Psychotherapie in der Praxis* (2. Aufl.). Beltz.

Storck, T. (2025c). *In einem Zug …? Anschlüsse und alternativen Routen einer psychoanalytischen Begriffsforschung.* Unveröffentlichtes Manuskript.
Storck, T. (2025d). Gesellschaftlich Unbewusstes und die Aufgaben einer kritischen Psychoanalyse. In W. Mertens & T. Storck (Hrsg.), *Gesellschaftlich Unbewusstes.* (Internationales Psychoanalytisches Forum, Band 4). Psychosozial-Verlag, S. 23-44.
Storck, T. (2025e). Einspruch und Gesellschaft: Über das psychoanalytische Beisteuern von Kritik. In W. Mertens & T. Storck (Hrsg.), *Gesellschaftlich Unbewusstes.*
Storck, T. (2025f, im Druck). Tenet und die Psychodynamik der temporalen Zangenbewegung. *Psychodynamische Psychotherapie.*
Storck, T. (2025g, in Vorb.). Psychoanalyse und Futures Literacy. *Psyche – Z Psychoanal.*
Storck, T. & Stegemann, D. (2022). *Psychoanalytische Konzepte in der Psychosenbehandlung.* Kohlhammer.
Storck, T. & Taubner, J. (2025, im Druck). Für immer Pink …? Vergänglichkeit in »Barbie«. *Jahrbuch für Klinische und Interdisziplinäre Psychoanalyse.*
Taubner, S. (2015). *Das Konzept Mentalisieren.* Psychosozial-Verlag.
Thöne-Otto, A. (2024). Neurodegenerative Erkrankungen. In T. Teismann, P. Thoma, S. Taubner, A. Wannemüller & K. von Sydow (Hrsg.), *Klinische Psychologie und Psychotherapie. Ein verfahrensübergreifendes Lehr- und Lernbuch* (S. 704–714). Hogrefe.
Thomä, H. & Kächele, H. (2006). *Psychoanalytische Therapie. Forschung.* Springer.
Tilly, M. (2012). *Apokalyptik.* Francke.
Tummala-Narra, P. (2016). *Psychoanalytic Theory and Cultural Competence in Psychotherapy.* APA.
Tummala-Narra, P. (2021). (Hrsg.). *Trauma and Racial Minority Immigrants. Turmoil, Uncertainty, and Resistance.* APA.
Vogel, R. T. (2020). *Existenzielle Themen in der Psychotherapie.* Kohlhammer.
Volkan, V. D. (1999). *Das Versagen der Diplomatie: Zur Psychoanalyse Nationaler, Ethnischer und Religiöser Konflikte.* Psychosozial-Verlag.
Warsitz, R. (1990). *Zwischen Verstehen und Erklären. Die widerständige Erfahrung der Psychoanalyse bei Karl Jaspers, Jürgen Habermas und Jacques Lacan.* Königshausen & Neumann.
Warsitz, R. (2006). Der Raum des Sprechens und die Zeit der Deutung im psychoanalytischen Prozess. *Psyche – Z Psychoanal, 60,* 1–30.
Weintrobe, S. (2021). *Psychological Roots of the Climate Crisis Neoliberal Exceptionalism and the Culture of Uncare.* Bloomsbury.
Weiß, H. (2012). Utopien und Dystopien als Orte des seelischen Rückzugs. *Psyche – Zeitschrift für Psychoanalyse*, 66, 310–330.
Will, H. (2017). Religiöse Erfahrung als Transgression: Ein Gedicht Edith Jacobsons aus nationalsozialistischer Haft als Beispiel. *Psyche – Zeitschrift für Psychoanalyse und ihre Anwendungen, 71,* 235–259.
Winnicott, D. W. (1974). Die Angst vor dem Zusammenbruch. *Psyche – Z Psychoanal, 45,* 1991, 1117–1126.

Winnicott, D. W. (2018). Die Psychologie der Verrücktheit. Ein Beitrag der Psychoanalyse. *Psyche – Z Psychoanal, 72,* 254–266.
Zepf, S. & Hartmann, S. (1989). *Psychoanalytische Praxis und Theoriebildung: Verstehen und Begreifen. Eine erkenntniskritische Untersuchung.* Springer.
Zizek, S. (2022). From catastrophe to apocalypse … and back. *Apocalyptica, 1,* 36–53.
Zwiebel, R. (2013). *Was macht einen guten Psychoanalytiker aus?* Klett-Cotta.
Zwiebel, R. (2019). *Die innere Couch. Psychoanalytisches Denken in Klinik und Kultur.* Psychosozial-Verlag.
Zwiebel, R. & Blothner, D. (2014). (Hrsg.). *»Melancholia« – Wege zur psychoanalytischen Interpretation des Films.* Vandenhoek & Ruprecht.
Zwiebel, R. & Weischede, G. (2015). *Buddha und Freud. Präsenz und Einsicht.* Vandenhoek & Ruprecht.

Stichwortverzeichnis

Q

R

Zum Autor

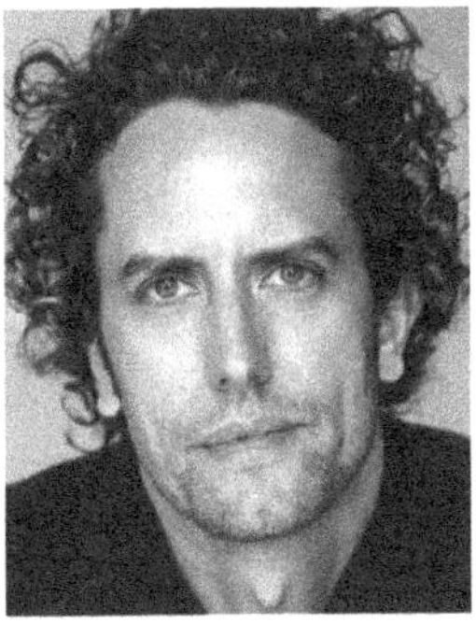

© Janine Guldener

Prof. Dr. **Timo Storck** lehrt Klinische Psychologie und Psychotherapie an der Psychologischen Hochschule Berlin. Er ist Diplom-Psychologe, psychologischer Psychotherapeut und Psychoanalytiker in eigener Praxis sowie Herausgeber mehrerer Buchreihen und Fachzeitschriften, z. B. der PSYCHE.
t.storck@phb.de